Mariem Rekik

Empierrement cholédocien à propos de 107 cas

Mariem Rekik

Empierrement cholédocien à propos de 107 cas

Profil d'une pathologie controversée

Presses Académiques Francophones

Imprint
Any brand names and product names mentioned in this book are subject to trademark, brand or patent protection and are trademarks or registered trademarks of their respective holders. The use of brand names, product names, common names, trade names, product descriptions etc. even without a particular marking in this work is in no way to be construed to mean that such names may be regarded as unrestricted in respect of trademark and brand protection legislation and could thus be used by anyone.

Cover image: www.ingimage.com

Publisher:
Presses Académiques Francophones
is a trademark of
International Book Market Service Ltd., member of OmniScriptum Publishing Group
17 Meldrum Street, Beau Bassin 71504, Mauritius

Printed at: see last page
ISBN: 978-3-8416-3448-1

Zugl. / Agréé par: Faculté de médecine de Sfax (Tunisie) année de présentation 2010

Copyright © Mariem Rekik
Copyright © 2015 International Book Market Service Ltd., member of OmniScriptum Publishing Group
All rights reserved. Beau Bassin 2015

ABRÉVIATIONS

AEG :	altération de l'état général
ALAT:	alanine amino-transférase
ASA :	american society of anesthesiologists
ASAT:	aspartate amino-transférase
AVC :	accident vasculaire cérébral
BPCO :	broncho-pneumopathie chronique obstructive
BT :	bilirubine totale
CCT :	cholécystectomie
CDTL :	cholédocotomie longitudinale
CDTT :	cholédocotomie transversale
CPO :	cholangiographie per opératoire
CPRE :	cholangio-pancréatographie rétrograde endoscopique
FOGD:	**fibroscopie oeso-gastro-duodénale**
GB :	globules blancs
Hb :	hémoglobine
HCD :	hypocondre droit
HMG :	hépatomégalie
HTA :	hypertension artérielle
IDM :	infarctus du myocarde
IRM :	imagerie par résonnance magnétique
KHF:	**kyste hydatique du foie**
LVBP:	lithiase de la voie biliaire principale
ORL:	oto-rhino-laryngologie
PAL :	phosphates alcalines
Plq :	plaquettes
Prot :	protidémie
SAMU :	service d'aide médicale d'urgence
TDM :	tomodensitométrie
TP :	taux de prothrombine
Vb:	vésicule biliaire
VBIH :	voies biliaires intra-hépatiques
VBP :	voie biliaire principale
VCI:	veine cave inférieure
VS :	vitesse de sédimentation
VSH:	veines sus-hépatiques
φGT :	gamma-glutamyl transférase

PLAN

Introduction..1
Historique..2
Patients et Méthodes...........................4
   I- Population...4
   II- Recueil des données............................4
   III- Analyse statistique..............................6
Bases théoriques..................................7
   I- Rappel anatomique..............................7
   II- Lithogenèse......................................11
Résultats..15
Étude descriptive..................................15
   I- Epidémiologie....................................15
      1) Fréquence....................................15
      2) Age..15
      3) Sexe..17
      4) Antécédents.................................17
      5) Facteurs de risque........................19
      6) Classification ASA........................19
   II- Clinique...20
      1) Circonstances de découverte........20
      2) Délai diagnostique........................21
      3) Signes fonctionnels et généraux...21
      4) Signes physiques..........................24
   III- Biologie..25
      1) Numération formule sanguine.........25
      2) Bilan hépatique............................25
      3) Bilan pancréatique.......................26
      4) Bilan rénal...................................26
      5) Autres..26
   IV- Bactériologie..................................27
      1) Hémoculture................................27
      2) Prélèvement de bile cholédocienne...27
   V- Examens mophologiques.................28
      1) Radiographie de l'abdomen sans préparation..28
      2) Echographie abdominale..............28
      3) Scanner abdominal......................33
      4) La bili-IRM...................................34
      5) La cholangio-pancréatographie per endoscopique...................................34
      6) Autres explorations......................35
   VI- Diagnostic préopératoire................35
   VII- Traitement....................................36
      1) Traitement médical.......................36
      2) Traitement endoscopique.............39
      3) Traitement chirurgical..................39
         a- Délai opératoire........................39
         b- Voie d'abord.............................40
         c- Durée de l'intervention..............40
         d- Constatations opératoires..........40
         e- Gestes réalisés.........................43
   VIII- Résultats du traitement................48
      1) Suites opératoires immédiates......48
         a- Mortalité....................................48
         b- Morbidité...................................49
         c- Séjour post opératoire...............50
      2) Suites opératoires à distance........50
Étude analytique...................................52
      I- Facteurs prédictifs de morbi-mortalité intra-hospitalière..................................52
      II- Facteurs prédictifs de morbi-mortalité extra-hospitalière..................................53

Discussion..55
   I- Population...55
      1) Prévalence...................................55
      2) Facteurs de risque........................55
   II- Physiopathologie............................60
      1) Mode de colonisation calculeuse...60
      2) Conséquences de la colonisation calculeuse..61
   III- Clinique..64
      1) Signes fonctionnels et généraux...64
      2) Signes physiques..........................65
      3) Examens complémentaires...........66
         a- Biologie.....................................66
         b- Imagerie...................................68
            *Radiographie de l'abdomen sans préparation................................68
            *Echographie abdominale.........69
            *Scanner abdominal.................70
            *Écho-endoscopie....................71
            *Bili-IRM..................................71
            *Cholangio-pancréatographie rétrograde endoscopique.........71
   IV- Formes cliniques............................72
      1) Formes asymptomatiques et/ou de découverte per-opératoire....................72
      2) Formes symptomatiques...............73
         a- Forme typique...........................73
         b- Formes atypiques......................73
         c- Formes compliquées.................74
            *Angiocholite..........................74
            *Fistules biliaires internes......75
            *Péritonites biliaires...............75
            *Pancréatite aigue..................76
            *Cirrhose biliaire secondaire...76
         d- Formes associées.....................77
            *Cholécystite aigue................77
            *Dilatation kystique du cholédoque.............................77
         e- Formes anatomiques.................78
         f- Formes étiologiques..................78
   V- Stratégie diagnostique.....................80
      1) Vésicule biliaire en place..............81
      2) Antécédents de cholécystectomie...82
      3) Antécédents de chirurgie de la voie biliaire principale.................................83
      4) Situation particulière.....................84
      5) Stratégie diagnostique entreprise....84
   VI- Traitement......................................85
      1) But et principe..............................85
      2) Méthodes......................................85
         a- Traitement médical....................85
         b- Traitement chirurgical................88
         c- Traitement endoscopique..........95
         d- Autres moyens thérapeutiques...96
      3) Indications....................................98
   VII- Résultats.......................................99
      1) Suites opératoires immédiates......99
      2) Suites à distance........................100
Conclusion.......................................102
Bibliographie

L'empierrement cholédocien est une forme de LVBP dont la définition est sujette à controverse et l'étude intéressante du fait de plusieurs considérations :

Sa survenue chez des sujets âgés et fragilisés nécessitant une prise en charge précoce et codifiée.

Son tableau clinique souvent grave impliquant des germes intestinaux et pouvant aboutir d'emblée à une symptomatologie paroxystique.

Sa difficulté diagnostique malgré l'avènement de techniques d'explorations de plus en plus performantes.

Le choix thérapeutique souvent complexe est influencé par de multiples paramètres dont aucun ne peut à lui seul être suffisamment pertinent pour être déterminant dans la conduite ultérieure.

Le thème de cette étude nous a, donc, été dicté par la nécessité d'asseoir une attitude consensuelle vis-à-vis de cette forme potentiellement grave et fréquemment sous diagnostiquée.

Nous nous proposons, dans ce travail :

- D'étudier le profil clinique de l'empierrement cholédocien ;
- D'évaluer les performances des différents moyens diagnostiques afin de dégager une stratégie adaptée aux diverses variantes symptomatiques ;
- D'analyser les différents choix thérapeutiques et leurs implications ;
- De rechercher certains éléments pronostiques prédictifs de l'évolutivité à court, moyen ou long terme.

L'empierrement du cholédoque est une variété de lithiase connue des chirurgiens depuis longtemps.

-Dans plusieurs de leurs travaux et articles, M.M. Sénèque, Hepp, Santy, Mallet Guy, Champeau, Juanneau et Geoffroy ont rapporté des observations où le cholédoque était entièrement ou partiellement rempli de calculs unis entre eux par une gangue de boue biliaire. Cependant, une grande différence d'opinion a été notée entre ces différents auteurs quant à la fréquence de survenue de ce type de lithiase. En effet, pendant longtemps, la lithiase multiple de la VBP a été tenue comme très rare. Il suffit de souligner, à titre d'exemple, le fait qu'en 1957 Mirizzi avait conclu que « la lithiase unique du canal hépatique est rarissime » et que « la lithiase multiple du canal hépatique est exceptionnelle ».

-Ayari et Caroli [1] ont rapporté, en 1955, 18 cas d'empierrement du cholédoque et ont proposé une classification des empierrements cholédociens :

*Les empierrements calculeux migrateurs dûs à des calculs vésiculaires qui ont migré dans la VBP.

*Les empierrements primitifs du cholédoque nés sur place.

-D'autres auteurs, tels que A. Baudet et G. Couzinet [16], ont rapporté en 1956 deux observations de méga cholédoque bourré de calculs et de boue particulièrement intéressants car, malgré la douleur et les troubles digestifs, il n'y a jamais eu d'ictère. De là, est apparu la notion d'absence de parallélisme entre la gravité des symptômes et la multiplicité des concrétions cholédociennes sur laquelle Loeper, Tonnet, Ravier et Gruveilhier ont insisté dans leur étude de l'empierrement cholédocien. Et c'est donc à juste titre que Chabrol [53], évoque la nécessité d'une cholédocite pour que soit entravée la filtration de la bile à travers un cholédoque sujet à l'empierrement.

-Sénèque et Châtelain ont signalé, en 1960, le caractère récidivant de ces empierrements qui ont nécessité sur de nombreuses observations une ré intervention pour aboutir à la vacuité complète du cholédoque et ce malgré une exploration initiale faite dans d'excellentes conditions.

En effet, le problème chirurgical soulevé par cette affection est dû pour une large part à son caractère récidivant ; une question s'impose alors : quelle intervention est la plus apte à éviter la récidive en présence d'un empierrement primitif du cholédoque ?

Cette question a suscité, depuis 1939, une grande controverse :

*Mallet Guy, de l'école lyonnaise, préconise dans la lithiase avec grande dilatation une dérivation interne de type cholédocoduodénostomie.

*D'autres auteurs, de l'école parisienne, tels que Hepp, Soupault, Champeau et Roux [56, 119] préfèrent le drainage externe qui permet la vérification post opératoire.

*Caroli préfère le drainage externe avec traitement correct des lésions du bas cholédoque à une anastomose systématique qui reste l'indication majeure en cas de récidive [1].

- La cholédoscopie a permis d'améliorer davantage les performances de l'exploration per opératoire de la VBP et par conséquent celles de la chirurgie et s'est affirmée comme complément indispensable en cas de lithiase de la VBP.

- Bakes, en 1923, a réalisé la première endoscopie biliaire per opératoire avec une sorte de petit spéculum équipé d'un miroir analogue à celui d'un laryngoscope.

- Lortat-Jacob, en 1957, a bien précisé les indications de la cholédoscopie et surtout la chronologie de cet examen dans l'exploration de la VBP [161].

- Plusieurs autres équipes chirurgicales à travers le monde ont opté pour la cholédoscopie et ceci sous l'impulsion de Shore et Lipmon puis Schein aux Etats-Unis et Berci en Australie [20, 215].

- M. Fourati et Ben Younès [98] dans une étude de 50 cas d'empierrement du cholédoque signalent, en 1983, l'intérêt de la cholédoscopie per opératoire dans le diagnostic des empierrements de la VBP en affirmant la vacuité biliaire après extraction permettant de simplifier l'acte opératoire et éliminer pratiquement les gestes de sécurité.

- Shemesh et al. [224] rapportent, en 1989, 20 cas de calculs multiples de la VBP et concluent que l'échographie et la CPRE sont les procédés de choix pour le diagnostic. La sphinctérotomie endoscopique est une alternative à la chirurgie quand il n'y a pas de cholécystite associée.

I-POPULATION :

C'est une étude rétrospective bicentrique s'étalant sur une période de 14 ans allant du 1er janvier 1993 au 31 décembre 2006 qui a porté sur 107 patients ayant bénéficié d'un traitement chirurgical pour empierrement cholédocien au service de chirurgie générale du CHU Habib Bourguiba de Sfax en collaboration avec le service de gastro-entérologie du CHU Hédi Chaker de Sfax.

Critères d'inclusion :

Tous les patients présentant un empierrement du cholédoque ont été recrutés.
La notion d'empierrement cholédocien est une notion exclusivement francophone et assez controversée.
En effet, pour Caroli [1], le nombre de calculs est souvent considérable et ses études ont rapporté des observations où 9 calculs ont été nécessaires pour porter le diagnostic.
Hepp [118], quant à lui, parle de lithiases « multi calculeuses ».
Sénèque et Châtelain [220] parlent de calculs diffus du cholédoque ou de lithiases diffuses de la VBP.
Gargouri et al. [104] se suffit à 3 calculs pour définir l'empierrement.
 Le Neel et al. [147] considèrent l'empierrement cholédocien comme l'accumulation dans la voie biliaire principale extra hépatique d'au moins 10 calculs.
Devant ce foisonnement de définitions concernant le terme clé de notre étude, nous avons choisi de nous conformer à la définition présentée au consensus de l'association tunisienne de chirurgie [143] où un nombre de calculs strictement supérieur à 5 entassés dans le cholédoque était requis pour porter le diagnostic d'empierrement cholédocien.

Critères d'exclusion :
Ont été exclus :
- ➢ Les patients présentant de multiples lithiases de la VBP concernant uniquement le canal hépatique commun ou les canaux principaux intra-hépatiques.
- ➢ Les patients présentant de multiples calculs mais dont le nombre est inférieur ou égal à 5.

II-RECUEIL DES DONNEES:

Chez chacun de ces patients, ont été rétrospectivement recueillis et analysés à partir des dossiers :

*_Les paramètres épidémiocliniques à l'admission_ :

Ceux-ci incluaient :
- L'âge.
- Le sexe.
- Les antécédents pathologiques.
- Les facteurs de risque lithiasique :
  - L'obésité.
  - La dyslipidémie.
  - L'hérédité.
- Les signes cliniques à l'admission : douleur de l'hypochondre droit, douleur épigastrique, fièvre, ictère, urines foncées, selles décolorées, vomissements, ralentissement du transit, le délai de diagnostic.
- Les données de l'examen physique : défense de l'hypochondre droit, vésicule palpable, signe de Murphy +, hépatomégalie.
- La classification ASA a été adoptée pour stadifier le risque anesthésique :

ASA I : Patient n'ayant pas d'autre affection que celle nécessitant l'acte chirurgical.
Exemple : hernie inguinale chez un patient par ailleurs en bonne santé.

ASA II : Patient ayant une perturbation modérée d'une grande fonction en relation avec l'affection chirurgicale ou une autre affection.
Exemple : bronchite chronique, obésité modérée, diabète contrôlé par le régime, infarctus ancien, HTA modérée.

ASA III : Patient ayant une perturbation sévère d'une grande fonction, en relation avec l'affection chirurgicale ou une autre affection.
Exemple : insuffisance coronarienne avec angor, diabète insulino dépendant, obésité morbide, insuffisance respiratoire modérée.

ASA IV: Patient courant un risque vital du fait de l'atteinte d'une grande fonction.
Exemple : insuffisance cardiaque sévère, angor rebelle, arythmie réfractaire au traitement, insuffisance respiratoire, rénale, hépatique, ou endocrinienne avancée.

ASA V : Patient moribond.
Exemple : rupture d'anévrisme de l'aorte abdominale en grand état de choc.

ASA VI : patient en état de mort cérébrale dont on prélève les organes pour greffe.

*_Les paramètres para cliniques :_

Ils incluent :

➤ Les examens biologiques : urée, créatinémie, phosphatases alcalines, bilirubinémie totale et conjuguée, γ glutamyl transférase, cholestérolémie, ALAT, ASAT, taux de prothrombine, amylasémie, glycémie, natrémie, kaliémie.

➤ Les examens morphologiques : abdomen sans préparation, échographie abdominale, scanner abdominal, bili-IRM, cholangio-pancréatographie rétrograde par voie endoscopique, fibroscopie oeso-gastro-duodénale.

Les paramétres thérapeutiques :

➤ Le traitement médical prescrit et sa durée

➤ Le geste chirurgical réalisé : cholécystectomie, cholédocotomie, extraction de calculs, drainage de la voie biliaire principale, le type de drainage.

➤ Le traitement non chirurgical réalisé : son type et ses indications.

Les constatations opératoires :

Recueillies grâce à :

➤ L'exploration clinique palpatoire.

➤ La cholangiographie per opératoire.

➤ La cholédoscopie.

Les suites opératoires :

➤ Les suites opératoires immédiates : en terme de morbidité et de mortalité.

➤ Les suites opératoires tardives : recul et évolutivité.

III-*ANALYSE STATISTIQUE :*

➤ L'analyse statistique a été réalisée par le moyen du logiciel SPSS 15.0.

➤ Les variables quantitatives ont été exprimées par des moyennes et des déviations standard (écart type) et les variables qualitatives par des pourcentages.

➤ La comparaison des pourcentages sur séries indépendantes a été effectuée par le test de chi-deux de Pearson et le test de Fisher pour les variables qualitatives et selon la loi d'ANOVA pour les variables qualitatives.

➤ Une régression logistique a été réalisée pour identifier les facteurs prédictifs de morbi-mortalité intrahospitalière.

➤ Les courbes de survie ont été établies selon la méthode de Kaplan Meier.

➤ Les valeurs de $p<0.05$ ont été considérées comme significatives.

I-*RAPPEL ANATOMIQUE* :

La connaissance de l'anatomie des voies biliaires extra-hépatiques et de ses variations est la condition première d'une chirurgie sans danger. L'échographie préopératoire permet actuellement d'identifier les conduits biliaires les plus proximaux, mais c'est seulement la radiographie per opératoire qui peut mettre en évidence la disposition exacte des voies biliaires. Pratiquée dès le début des manoeuvres opératoires, la radiographie des voies biliaires reste le meilleur moyen pour prévenir les accidents iatrogènes [36, 37, 52].

On distingue pour des raisons pratiques la voie biliaire accessoire et la voie biliaire principale :

❖ Voie biliaire accessoire : Elle comprend la vésicule biliaire et le conduit cystique.

- *Vésicule biliaire* : Réservoir musculo-membraneux, la vésicule biliaire est appliquée à la face inférieure ou viscérale du foie, à la limite des foies droit et gauche, dans une fossette dont elle est séparée par un espace celluleux plus ou moins lâche, traversé par des veines et qui constitue un plan de clivage.

Longue de 8 à 10 cm, large de 3 à 4 cm, la vésicule biliaire a une morphologie très variable. On lui distingue classiquement trois portions (un fond, un corps et un collet).

- *Conduit cystique* : Il prolonge le col vésiculaire. De longueur variable, entre 20 et 50 mm, il se dirige en bas et en dedans pour rejoindre le conduit hépatique commun. Le diamètre est de 4 mm environ.

Les modalités d'abouchement du conduit cystique (figure : 1) sont très variables puisqu'il peut se jeter dans la voie biliaire principale n'importe où entre la convergence biliaire et l'ampoule de Vater. Le plus souvent, le conduit cystique forme un angle avec la voie biliaire principale.

Parfois les deux conduits sont accolés sur un trajet plus ou moins long, l'abouchement réel se faisant ainsi plus bas que l'union apparente des deux conduits. Plus rarement, le conduit cystique contourne la voie biliaire principale par en arrière ou même par en avant pour se jeter dans son bord gauche.

Enfin, exceptionnellement (moins de 2 % des cas) [69], le conduit cystique se jette dans le conduit hépatique droit ou le conduit sectoriel latéral droit [57].

Ainsi se trouvent constitués des *conduits hépato-cystiques* drainant soit la totalité du foie droit, soit le secteur latéral droit. Cette variante anatomique, qui est la plus dangereuse, doit être, impérativement, reconnue lors de la cholécystectomie pour éviter une lésion de la voie biliaire principale.

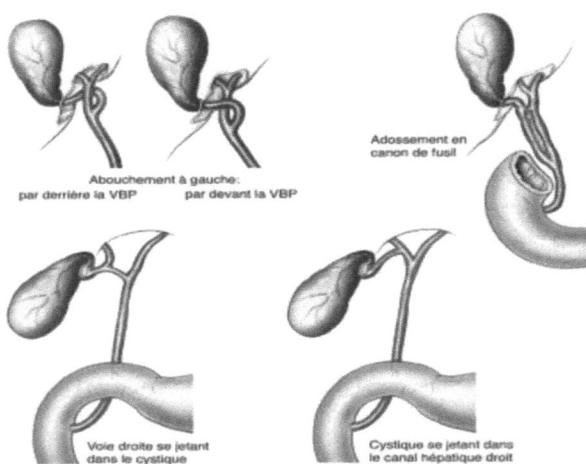

Figure : 1 : Les modalités d'abouchement du conduit cystique [211]

❖ Voie biliaire principale : Elle est constituée de deux segments canalaires :
- *Le conduit hépatique commun*, né de la convergence des conduits hépatiques droit et gauche, se termine à l'abouchement du conduit cystique, au niveau du bord supérieur du duodénum ;
- *Le conduit cholédoque* est constitué de la fusion des conduits cystiques et hépatiques communs. Il se termine dans la partie descendante du duodénum (figure : 2).

Le trajet de la voie biliaire principale est oblique en bas, à droite et en arrière, formant une courbe à concavité antérieure et droite. La voie biliaire principale se projette radiologiquement à droite du bord droit de la colonne vertébrale, de la onzième vertèbre thoracique jusqu'à la troisième vertèbre lombaire, en avant des processus costiformes.

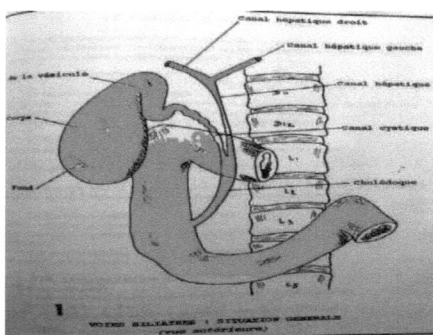

Figure : 2 : Situation générale des voies biliaires [149]

La longueur de la voie biliaire principale se situe entre 80 mm et 100 mm ; son diamètre est d'environ 5 mm et augmente légèrement avec l'âge.

EN RÉSUMÉ, dans la distribution modale qui est la plus fréquente, les canaux hépatiques droit et gauche convergent au niveau du confluent biliaire supérieur (4) pour former le canal hépatique commun (5). Après l'infundibulum cystique (1) le canal hépatique commun reçoit au niveau du confluent biliaire inférieur (3), le canal cystique (2) pour former le cholédoque (6).

L'artère hépatique commune (7) et la veine porte (8) sont en arrière de la voie biliaire principale (figure : 3).

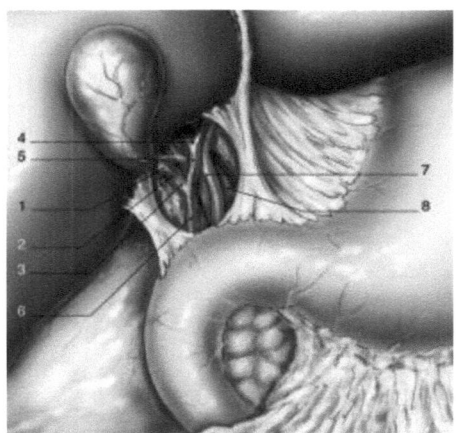

Figure : 3: La modalité de distribution des voies biliaires [211]

→ *Terminaison de la voie biliaire principale :*

La voie biliaire principale, après avoir traversé obliquement la paroi duodénale accolée au canal de Wirsung, se termine en s'ouvrant dans la lumière duodénale par un orifice situé au fond d'une cavité : l'ampoule hépato-pancréatique de Vater repérée par un capuchon muqueux transversal [36] (figure : 4).

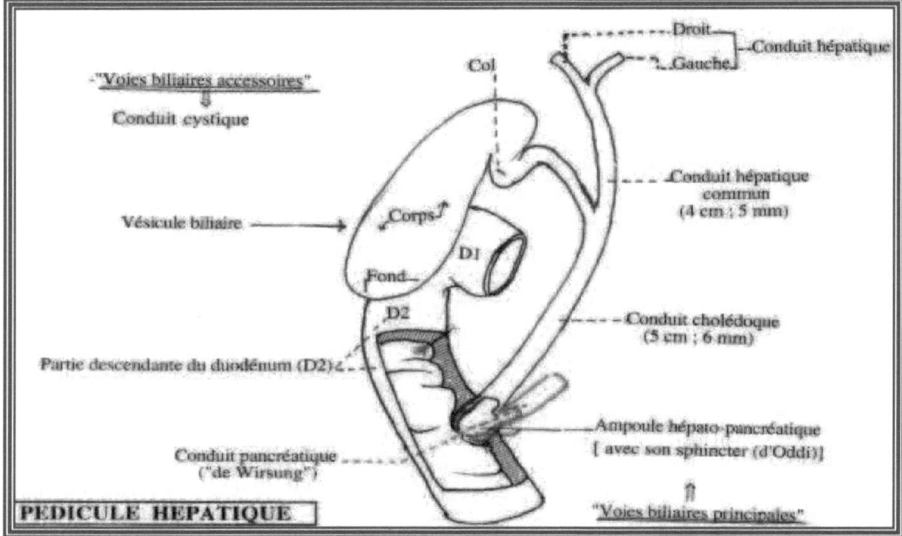

Figure : 4 : Coupe du duodénum pour montrer l'ampoule de Vater [245]

→ *Variations de la voie biliaire principale :*

✓ Variations de division : convergence biliaire :

Ces variations se définissent en fonction de la convergence modale des deux conduits hépatiques droit et gauche [69, 202].

Ainsi la constitution du confluent peut être différente du schéma type :

- Confluent à 3 branches avec absence du conduit hépatique droit (12 %),
- Confluent à 4 branches avec absence des conduits droit et gauche (3 %),
- Glissement vers la gauche d'un conduit droit (6 %),
- Glissement vers le bas d'un conduit droit : cet étalement de la convergence est assez fréquent (20 %),
- Convergence basse (1 %), rétroduodénale ou même rétropancréatique.

✓ Variations d'abouchement :

Le cholédoque peut s'aboucher au niveau de la première portion du duodénum (1,5 %), ce qui favorise le reflux intestinal et peut créer une aérobilie spontanée.

Il peut s'aboucher également au niveau de la troisième ou, exceptionnellement, de la quatrième portion du duodénum.

De plus, le cholédoque et le Wirsung, au lieu de se réunir en un conduit commun pour s'aboucher dans le duodénum, peuvent s'y jeter séparément.
Dans ces différentes éventualités, il s'agit de variations d'abouchement canalaire [57].

→ *Vascularisation et innervation de la voie biliaire principale [36] :*

- La vascularisation artérielle est assurée par de petites branches venues de l'artère hépatique propre et la pancréatico-duodénale supérieure droite.
- Les veines rejoignent directement la veine porte.
- Les lymphatiques se jettent dans les ganglions du hile hépatique et dans les ganglions répartis le long de la voie biliaire principale, notamment les ganglions du confluent hépato-cystique ou ganglion de Mascagni.
- Les nerfs proviennent du ganglion semi-lunaire droit et du vague par l'intermédiaire du plexus hépatique antérieur.

II-LITHOGENÈSE :

Il y a trois types principaux de calculs biliaires, les calculs cholestéroliques, les calculs pigmentaires et les calculs mixtes. Les calculs mixtes sont constitués principalement de cholestérol et partagent la physiopathologie des calculs cholestéroliques. Les calculs cholestéroliques et mixtes représentent environ 80 % des calculs dans les pays occidentaux.

❖ Les types de calculs :

* LES CALCULS CHOLESTÉROLIQUES :

Ils résultent d'une perturbation de l'homéostasie biliaire du cholestérol. Les trois facteurs pathogénétiques les plus importants sont la sursaturation de la bile en cholestérol, un déséquilibre entre facteurs pro- et antinucléation et une hypomotilité de la vésicule biliaire [155].

Le cholestérol, très peu hydrosoluble, est sécrété par le foie dans la bile avec de la phosphatidylcholine sous forme de vésicules unilamellaires.

Ces vésicules sont thermodynamiquement métastables et peuvent être transformées pendant leur transport dans les voies biliaires et à l'intérieur de la vésicule en micelles mixtes stables par les acides biliaires. S'il y a dans la bile plus de molécules de cholestérol que ne peuvent en incorporer les micelles mixtes, il y a sursaturation de la bile en cholestérol et formation de vésicules multilamellaires riches en cholestérol (cristaux liquides)[130, 190]. Ces vésicules thermodynamiquement instables peuvent précipiter en cristaux de cholestérol monohydraté, précurseurs obligatoires des calculs cholestéroliques (figure : 5).

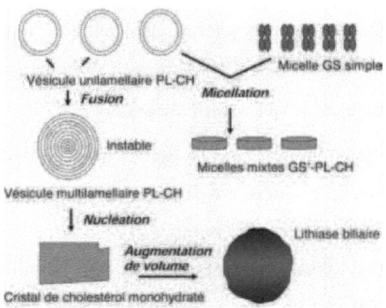

Figure : 5 : Vecteurs de cholestérol et formation de calculs cholestéroliques [130, 190]

La cause de la sursaturation de la bile en cholestérol est surtout l'hypersécrétion de cholestérol, une hyposécrétion de phospholipides et d'acides biliaires est par contre rare. La cristallisation du cholestérol est favorisée par la présence de certaines protéines promotrices, surtout des monomères de mucine, pouvant agir comme des noyaux de nucléation hétérogènes.

*LES CALCULS PIGMENTAIRES:

Ils sont noirs ou bruns [155] :

→ Les calculs noirs sont formés de polymères de sels de calcium de bilirubine non conjuguée. Ils se forment dans la vésicule biliaire lorsque la sécrétion dans la bile de bilirubine non conjuguée augmente : c'est le cas au cours des hyperhémolyses et des cirrhoses.

→ Les calculs bruns sont formés de bilirubinate de calcium. Ils se forment en cas d'infection biliaire, surtout dans la voie biliaire principale

❖ La formation calculeuse :

*LES CALCULS CHOLESTÉROLIQUES :

-Le premier stade de la formation des calculs est la sécrétion, par le foie, d'une bile sursaturée en cholestérol [86]. Le mécanisme de cette anomalie est une augmentation de la sécrétion biliaire du cholestérol (du fait d'une augmentation de la synthèse hépatique). Il peut s'y associer une diminution du pool et de la sécrétion des acides biliaires. La sécrétion excessive de cholestérol par le foie dans la bile peut en principe résulter d'une résorption intestinale accrue, d'une captation hépatique et d'une biosynthèse de cholestérol accrues, d'une diminution de la capacité de stockage d'esters cholestéroliques dans le foie ou d'une baisse de la dégradation du cholestérol en acides.

-Le second stade est la nucléation. La sursaturation est nécessaire, mais non suffisante à elle seule, pour la formation des cristaux : en effet, environ la moitié des sujets normaux, indemnes de lithiase, ont à jeûn, une bile sursaturée en cholestérol. La cristallisation du cholestérol est favorisée par la présence de certaines protéines promotrices, surtout des monomères de mucine, pouvant agir comme des noyaux de nucléation hétérogènes.

La mucine se compose de glycoprotéines de haut poids moléculaire, peu solubles, sécrétées par les cellules épithéliales biliaires. Le gel de mucine sur la paroi vésiculaire forme une matrice pour la nucléation des cristaux de cholestérol et pour l'augmentation de volume des calculs biliaires (figure:6).

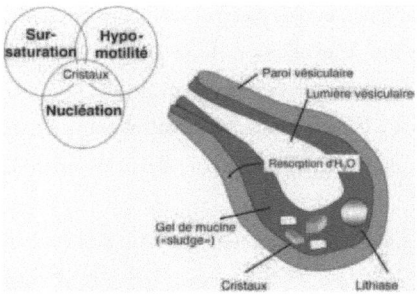

Figure : 6 : Formation d'un calcul cholestérolique par nucléation de cristaux de cholestérol dans le gel de mucine de la paroi vésiculaire [130, 190].

A côté des protéines favorisant la nucléation telles que la mucine, il existe également des facteurs antinucléation tels que les apolipoprotéines A1 et A2, dont le rôle dans la cristallisation du cholestérol *in vivo* n'est pas encore parfaitement établi.

La formation des calculs macroscopiques et la croissance de ces calculs se fait par agglomération et additions successives de cristaux. Ce stade est favorisé par une diminution de la motilité vésiculaire qui est un facteur important dans la formation des calculs.

Avec une contraction énergique, les cristaux de cholestérol monohydraté peuvent être éliminés dans le duodénum par le cholédoque. La contraction de la paroi vésiculaire sous l'effet de la cholécystokinine est perturbée par l'accumulation de molécules de cholestérol qui rigidifient les membranes des myocytes [130, 259].

*LES CALCULS PIGMENTAIRES :

La formation du calcul se fait lorsque la bilirubine conjuguée est hydrolysée sous l'effet des glucuronidases bactériennes aboutissant à une bilirubine non conjuguée qui, une fois libérée, se complexe au calcium et forme le bilirubinate de calcium insoluble (figure : 7).

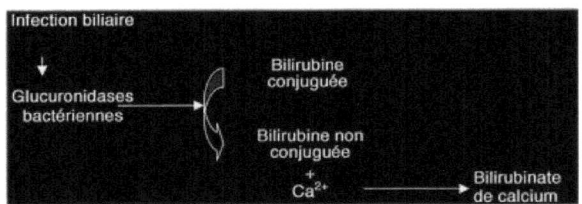

Figure : 7 : La formation des calculs pigmentaires bruns [137]

❖ Caractéristiques des calculs cholédociens par rapport aux calculs vésiculaires :

*LES CALCULS CHOLEDOCIENS D'ORIGINE VESICULAIRE :

Sont plus riches en bilirubine ; et plus pauvres en cholestérol [261], mais la bile hépatique est plus saturée en cholestérol. L'explication de sa constitution est, qu'en effet, la lithiase est d'abord cholestérolique et en arrivant au cholédoque sa taille augmente par dépôt de bilirubinate de calcium. Ce dépôt de bilirubinate de calcium est expliqué par :

- Le poids de la bile hépatique plus élevé, favorisant la formation de sel de bilirubine [182].

- La formation de ß glucoronidase à partir de l'épithélium cholédocien dans les états inflammatoires ou à partir de bactéries en cas d'infection, ce qui entraîne la déconjugaison de la bilirubine conjugée. Ceci explique que la composition des calculs de la VBP peut changer selon leur taille.

*LES LITHIASES AUTOCHTONES DU CHOLÉDOQUE :

Présentent certains caractères :

- Fréquence des lithiases pigmentaires en majorités brunes [182].
- Leur taille est plus importante que celle des calculs trouvés vésicule en place.
- Les lithiases pigmentaires sont découvertes plus rapidement que les lithiases cholestéroliques. Ceci est expliqué par le fait que les lithiases pigmentaires augmentent plus rapidement de taille et donnent plus de signes cliniques (angiocholite, pancréatite) et sont donc découvertes plus rapidement que les lithiases cholestéroliques qui restent longtemps asymptomatiques [182].

L'examen de ces calculs en per opératoire permet la différentiation.

Les calculs cholédociens migrateurs sont de même nature et identiques aux calculs vésiculaires, tandis qu'ils sont différents dans la lithiase primitive.

On remarque que l'intérêt de cette différentiation est surtout physiologique permettant de cerner les tenants et les aboutissants de toute formation calculeuse.

B étude descriptive :

I-ÉPIDÉMIOLOGIE :

1) FRÉQUENCE :

Notre série comporte 107 patients hospitalisés au service de chirurgie générale de Sfax pour empierrement cholédocien au cours de la période allant du 1er Janvier 1993 au 31 Décembre 2006 soit une période s'étalant sur 14 ans.

Durant cette période, 402 interventions pour LVBP ont été pratiquées ; l'empierrement cholédocien représente, donc, 26.61% de l'ensemble de la chirurgie lithiasique de la VBP.

2) ÂGE :

L'âge moyen de nos patients était de 70.84 ±11.37 ans (extrêmes : 19 (*Observation n° :36*) et 95 ans) avec une répartition par tranches d'âge exposée dans la figure : 8 :

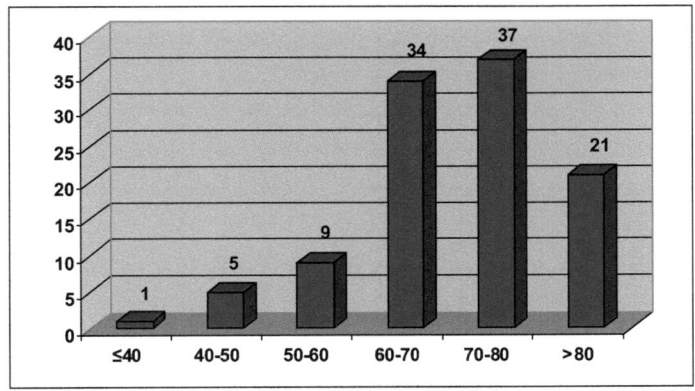

Figure 8 : Répartition par tranches d'âge de la population

* *Observation n° :36: Il s'agit d'une jeune fille âgée de 19 ans obèse, ayant eu une hépatite virale A et présentant des antécédents familiaux de lithiase vésiculaire, a été transférée de l'hôpital régional de Tataouine pour une symptomatologie évoluant depuis 3 j faite de la triade typique de Villard associée à des vomissements.*

À l'admission, la patiente était fébrile à 38°C et présentait un ictère cutanéo-muqueux franc avec, à la palpation, un simple endolorissement de l'HCD.

La biologie avait montré une hyperleucocytose à 12500 éléments/mm³ et une élévation des phosphatases alcalines à 290 UI/l.

Une échographie abdominale pratiquée un jour après l'admission a montré une vésicule biliaire siége de lithiases de 6 mm et une VBP dilatée à 28 mm contenant au moins 2 calculs (figure : 9).

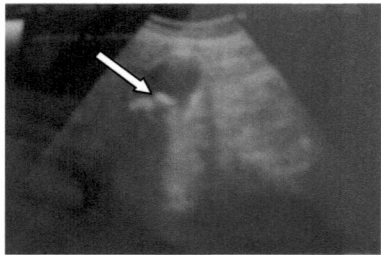 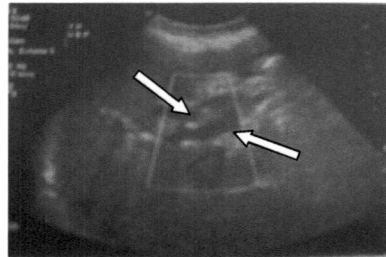

Figure 9 : Échographie abdominale montrant la vésicule biliaire lithiasique et la dilatation de la VBP (Observation n°36)

Le diagnostic d'angiocholite aigüe lithiasique a, donc, été porté imposant un traitement médical associant une réhydratation hydroéléctrolytique, des antalgiques et une antibiothérapie à base de βlactamines + aminosides.

L'intervention a été réalisée à 7 j de l'hospitalisation par voie sous costale droite et a montré une vésicule biliaire inflammatoire incrustée dans le foie avec un trépied cystique difficilement dissécable. La face antérieure du cholédoque était recouverte d'une pédiculite importante.

Une cholangiographie per opératoire a été effectuée montrant une VBP dilatée en amont de calculs étagés du bas cholédoque (figure : 10).

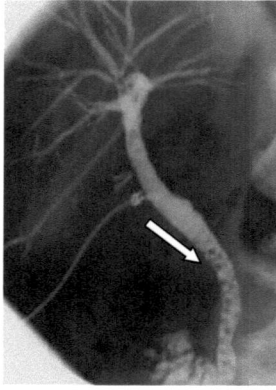

Figure 10 : Cholangiographie per opératoire montrant une VBP dilatée en amont de calculs étagés du bas cholédoque (Observation n°36)

Le geste chirurgical a consisté en une cholécystectomie antérograde associée à une cholédocotomie transversale montrant à l'introduction de la pince de Mirizzi 2 gros calculs et de multiples petits calculs réalisant un véritable empierrement cholédocien.

Un décollement duodénopancréatique a été effectué ainsi qu'un lavage de la VBP et des VBIH.

Une vérification cholédoscopique a été réalisée montrant de fausses membranes.

Vu l'âge jeune de la patiente, le bon passage de la sonde n°18 et l'absence de calculs visibles en cholédoscopie, il a été décidé de laisser un drain de Kehr n°14 et de ne pas faire d'anastomose bilio-digestive.

L'évolution post-opératoire a été simple.

L'ablation du drain de Kehr s'est faite à J8 post opératoire après vérification de l'absence d'obstacle à la cholangiographie post opératoire de contrôle.

Le recul était de 2 mois au cours desquels la patiente est restée asymptomatique.

3) SEXE :

Notre population était composée de 28 hommes (soit 26.16% de la cohorte) et de 79 femmes (soit 73.83% de la cohorte) soit un sex-ratio de 0.35 (figure : 11).

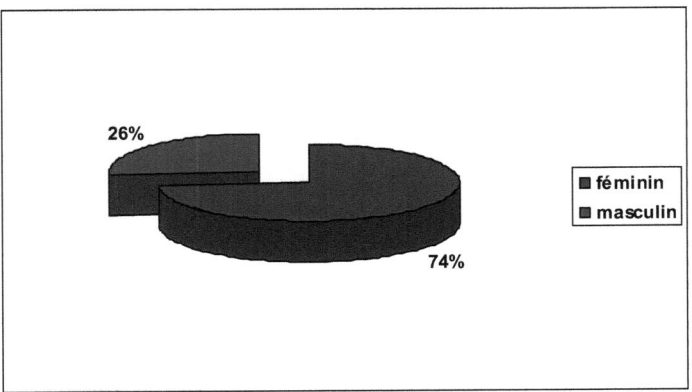

Figure 11 : Répartition de la population en fonction du sexe

Au-dessous de 50 ans, la prédominance féminine était absolue (6 femmes/ 0 hommes) et elle s'est modérée avec l'âge, particulièrement entre 70 et 80 ans où le sex-ratio était de 0.6.

4) ANTÉCÉDENTS :

-Les antécédents médicaux : peuvent avoir une influence majeure sur le pronostic opératoire.

Notre étude a trouvé que 58 de nos patients soit 54.2% dont la moyenne d'âge était de 70.1 ans étaient porteurs d'une ou plusieurs tares justifiant l'attitude opératoire entreprise ultérieurement.

Parmi eux 40 avaient un seul facteur de risque, 14 en avaient 2 et 4 en avaient 3.

Les autres patients indemnes de toutes tares et qui sont au nombre de 49 soit 45.8% avaient un âge moyen de 70.04 ans ne démontrant aucune corrélation significative entre l'âge et la fréquence de survenue d'antécédents pathologiques ($p>0.05$).

Il s'agissait d'antécédents cardio-vasculaires (34 cas), métaboliques (21 cas), gastro-intestinaux (12 cas), neurologiques (7 cas), rhumatologiques (5 cas), ophtalmiques (4 cas), oto-rhino-laryngologiques (4 cas) et broncho-pulmonaires (3 cas) (Tableau : I).

Tableau I : Antécédents médicaux dans la population de l'étude

Antécédents	Nombre de patients	Pourcentage (%)
Cardio-vasculaires :	34	31.77
HTA	27	
Insuffisance coronarienne	3	
Troubles du rythme	2	
IDM	1	
Artérite des membres inférieurs	1	
Métaboliques :	21	19.62
Diabète	12	
Obésité	5	
Dyslipidémie	2	
Anémie	2	
Gastro-intestinaux :	12	11.21
Ulcère duodénal	6	
Gastrite	3	
Hépatite	2	
Pancréatite	1	
Neurologiques :	7	6.5
Psychose	3	
AVC	2	
Epilepsie	1	
Migraine	1	
Rhumatologiques :	5	4.6
Ophtalmiques :	5	4.6
ORL :	4	3.7
Broncho-pulmonaires :	3	2.8
BPCO	1	
Pneumopathie	2	

-Les antécédents chirurgicaux autres que biliaires étaient rapportés chez 7 patients : 2 opérés d'un ulcère duodénal dont l'un s'est compliqué de sténose, l'autre de perforation ; 2

opérés pour appendicite ; 1 opéré pour kyste hydatique du foie non compliqué ; 1 opéré pour lithiase rénale et 1 opéré pour tumeur maligne de l'ovaire.

Les cures de hernies, ainsi que les interventions pour affections bénignes orthopédiques, urologiques, gynécologiques ou ophtalmiques n'ont pas été prises en considération car n'influençant pas notre attitude thérapeutique.

-Les antécédents biliaires : ont été rapportés chez 27 patients soit dans 25.23% des cas. Il s'agissait de :

- Coliques hépatiques itératives et résolutives chez 22 patients (20.56%).
- Lithiase vésiculaire connue et négligée chez 1 patient.
- Interventions antérieures sur les voies biliaires (chirurgicales et/ou endoscopiques) pratiquées chez 9 patients et consistant en :
    o 7 cholécystectomies sans gestes associés sur la VBP ;
    o 1 cholécystectomie avec drainage biliaire interne ;
    o 1 SE pour lithiase résiduelle.

-Les antécédents familiaux : ont été rapportés chez 4 patients de notre série soit dans 3.7%.

5) FACTEURS DE RISQUE :

Ils sont détaillés dans le tableau suivant (Tableau : II).

Tableau II : Facteurs de risque lithiasique dans la population de l'étude

Facteurs	Nombre	Pourcentage (%)
Sexe féminin	79	73.83
Age avancé (≥75 ans)	40	37.38
Obésité	5	4.6
Diabète	39	36.44
Dyslipidémie	2	1.9
Multiparité	75	94.93
Hérédité	4	3.7

6) CLASSIFICATION ASA :

En fonction du risque anesthésique, nos patients se répartissent selon la classification de l'American Society of Anaesthesiology « ASA » en 3 groupes:

- Un stade ASA I était retrouvé chez 67 patients (62.61% de la population).
- Un stade ASA II était retrouvé chez 31 patients (28.97%).
- Un stade ASA III étais retrouvé chez 9 patients (8.4%).

la répartition des patients en fonction du stade ASA à l'admission est fournie dans la figure suivante (figure : 12) :

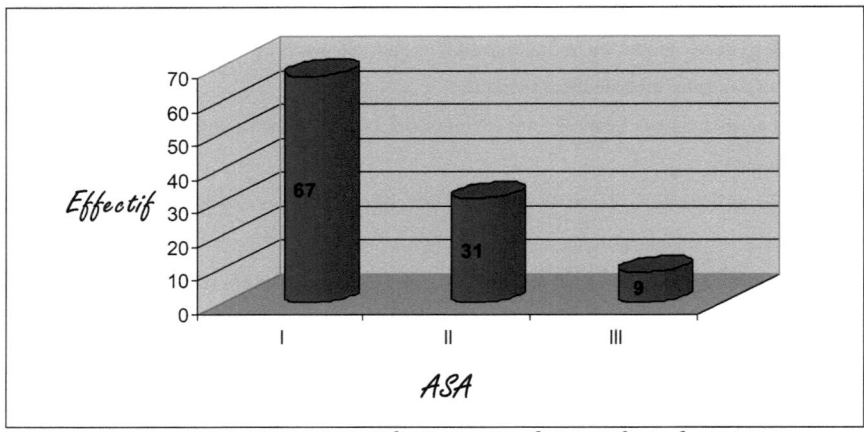

Figure 12 : Répartition des patients en fonction du stade ASA

II-CLINIQUE :

1) CIRCONSTANCES DE DÉCOUVERTE :

L'empierrement cholédocien se manifeste par des tableaux cliniques divers et non spécifiques marquant le polymorphisme de cette affection.

Ses multiples manifestations sont exposées dans le tableau suivant (Tableau : III).

Tableau III : Circonstances de découverte

Circonstances de découverte	Nombre	Pourcentage (%)
Forme typique (triade de Villard)	34	31.77
Formes symptomatiques :	68	63.55
Douleur isolée	36	33.64
Douleur et fièvre	21	19.62
Douleur et ictère	10	9.3
Ictère isolé	1	0.9
Formes atypiques (douleur atypique)	4	3.7
Formes compliquées (angiocholite)	24	22.42
Formes de découverte opératoire	2	1.8

Le diagnostic d'empierrement cholédocien n'a été retenu sur les manifestations cliniques dans ses formes : typique représentée par la triade symptomatique de Villard et Perrin (douleur de l'hypocondre droit+fièvre+ictère), symptomatique ou compliquée que chez 25 patients soit

23.36% de la population étudiée ; alors que, le diagnostic de LVBP dans ses diverses formes cliniques était porté chez 63 patients soit 58.87% de la cohorte.

Le tableau clinique typique ne s'est présenté que chez 31.77% de la population étudiée ; les manifestations cliniques étaient le plus souvent tronquées faites de douleur isolée, d'ictère isolé ou d'une association douleur- fièvre ou douleur- ictère et ce dans 63.55% des cas.

Une complication grave et parfois fatale des concrétions multiples du cholédoque représentée par l'angiocholite aiguë lithiasique était notée chez 24 de nos patients soit 22.42% de l'ensemble des patients porteurs d'empierrement.

Par contre, le diagnostic n'a été porté qu'en per opératoire, alors qu'aucune manifestation clinique ne permettait d'orienter vers la pathologie, chez 2 de nos patients seulement ce qui n'équivaut qu'à 1.8% de la cohorte prouvant que l'empierrement cholédocien est une forme de LVBP parlante et symptomatique dans plus de 98.2% des cas.

2) DÉLAI DIAGNOSTIQUE :

Les patients se sont présentés en moyenne 53.93±167.19 j après le début de la douleur avec des extrêmes entre 0 et 1460 j. Chez 7 patients ce délai n'a pas été mentionné.

Dans notre série, la plupart des patients soit 57% consultent dans les 10 premiers jours après le début de leur symptomatologie (figure : 13) et cette dernière est d'autant plus accentuée que le retard à la consultation est plus important. En effet, les patients présentant une angiocholite aiguë ont consulté après un délai moyen de 57.34 j soit un délai significativement plus élevé que la moyenne.

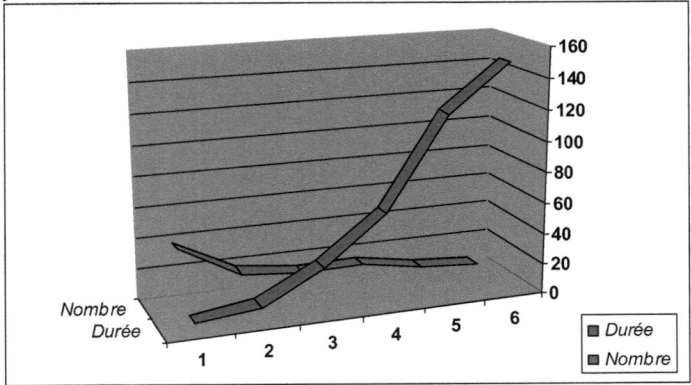

Figure 13 : Répartition des patients en fonction du délai d'admission

3) SIGNES FONCTIONNELS ET GÉNÉRAUX:

- La douleur : maître symptôme qui amène le patient à consulter, siège de façon élective dans la pathologie biliaire au niveau de l'hypochondre droit et ce chez 99 de nos patients soit 92.5% de la cohorte étudiée.

Cette douleur s'est manifestée isolément 36 fois et s'est associée 31 fois à une fièvre ou un ictère.

Cependant, des localisations atypiques épigastriques et/ou de l'hypochondre gauche ont été notées chez 4 patients.

Ainsi, la douleur est un signe quasi constant, présent chez la presque totalité de la population étudiée.

- **La fièvre** : traduisant l'infection microbienne des voies biliaires, favorisée par la stase biliaire en amont des calculs, s'est manifestée chez 45 de nos patients soit dans 42% des cas ; cependant, elle n'a été mesurée que chez 78 patients. 29 n'ont pas bénéficié de cette mesure.

Donc, plus de la moitié des patients (57.69%) soumis à une estimation de leur température corporelle étaient fébriles au moment de leur admission avec une moyenne de température de 37.97±0.76°C et des extrêmes allant de 36.8°C à 40°C.

- **L'ictère** : traduit un syndrome rétentionnel et oriente vers la VBP.

Quarante cinq patients soit 42% de la population étudiée présente un ictère au moment de l'examen.

-31.77% présentent un ictère douloureux et fébrile,

-9.3% présentent un ictère douloureux sans fièvre,

-Et 0.9% présentent un ictère nu.

D'autres signes peuvent également révéler la pathologie soit en s'associant à la triade caractéristique soit en étant la seule manifestation symptomatique comme :

→ Les signes de cholestase : donnant :
- Des urines foncées présentes dans 20 cas (18.7%).
- Des selles décolorées découvertes chez 6 patients (5.6%).

→ Les vomissements apparus chez 58 de nos patients (54.2%).

→ Le ralentissement du transit touchant 21 patients (19.6%).

→ Une altération de l'état général intéressant 10 patients (9.3%).

Chez 2 de nos patients, l'empierrement cholédocien s'est révélé d'emblée par un véritable état de choc septique nécessitant une prise en charge en unité de réanimation médicale (*Observation n° 60 et 76*).

* *Observation n° :60 : Il s'agit d'un homme âgé de 78 ans hypertendu aux antécédents de cholécystectomie et d'anastomose choledoco-duodénale latéro-latérale compliquées d'éventration sous costale droite, hospitalisé au service de chirurgie générale pour douleur de l'HCD évoluant depuis 3 j et s'associant à une fièvre, un ictère, des vomissements incoercibles et un ralentissement du transit.*

À l'admission, le patient était fébrile à 39°C, franchement ictérique et présentant une véritable défense de l'HCD.

La TA était à 80/60 mmHg et la FC était à 120 batt/min.

La biologie avait montré une hyperleucocytose à 27200 éléments/mm³, une cholestase avec une bilirubinémie totale à 56 mmol/l et des φGT à 282 UI/l, et une cytolyse avec des ALAT à 189 UI/l et des ASAT à 350UI/l.

Une échographie abdominale a permis de porter le diagnostic de LVBP (figure : 14).

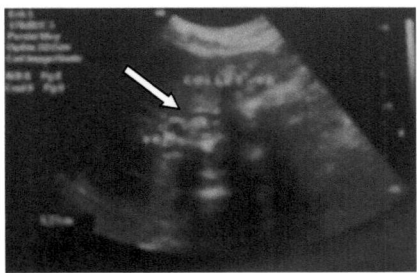

Figure 14 : Échographie abdominale montrant une LVBP (Observation n°60)

Le patient a, donc, été transféré au service de réanimation où son état a nécessité en plus de l'antibiothérapie à large spectre et du remplissage vasculaire le recours à des drogues tonicardiaques.

L'amélioration a été constatée au bout de 48 h et le patient a été réadmis au service de chirurgie générale où l'empierrement cholédocien a été confirmé en per opératoire devant la présence de multiples microcalculs au niveau du cholédoque.

Le geste opératoire a permis une libération et une perméabilisation de l'anastomose cholédoco-duodénale latéro-latérale et de la VBP.

L'évolution post-opératoire a été simple et le patient a été, ultérieurement, perdu de vue.

* *Observation n° :76: Il s'agit d'une femme âgée de 75 ans, atteinte de cécité et de surdité congénitales, admise en urgence au service de SAMU dans un tableau de choc septique sur angiocholite aiguë se manifestant par la triade typique de Villard associée à des urines foncées et des selles décolorées.*

À l'admission, la patiente était fébrile à 39°C avec une TA à 80/60 mmHg et une FC à 110 batt/min.

La biologie avait montré une hyperleucocytose à 16700 éléments/mm³.

L'échographie abdominale a confirmé le diagnostic en montrant une cholécystite aiguë lithiasique associée à une angiocholite aiguë (figure : 15).

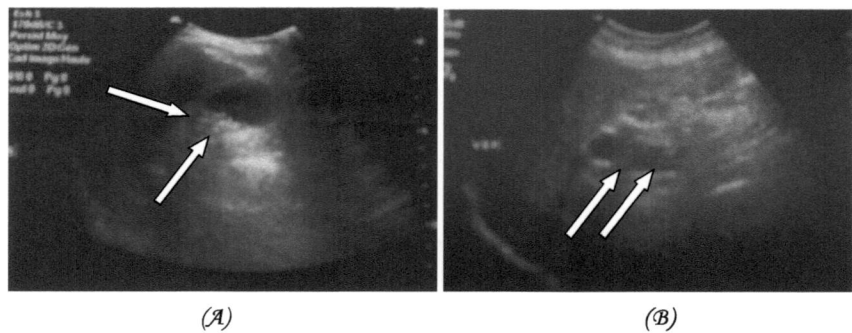

(A) (B)

Figure 15 : Échographie abdominale montrant une cholécystite (A) et une angiocholite aiguë (B) (Observation n°76)

La patiente a, donc, bénéficié d'une antibiothérapie à large spectre et d'un remplissage vasculaire qui, se révélant inefficace a nécessité le recours à des drogues tonicardiaques.

Devant l'évolution favorable, la patiente a été transférée au service de chirurgie générale où une cholécystectomie rétrograde a été effectuée ainsi qu'une cholédocotomie montrant une dizaine de calculs cholédociens de 1 à 5 mm.

L'intervention s'est terminée par la mise en place d'un drain de Kehr.

L'évolution ultérieure a été marquée par la constitution d'une fistule biliaire sur drain et qui s'est tarie spontanément.

Le recul était de 15 j au cours desquels la patiente est restée asymptomatique puis elle a été perdue de vue.

4) SIGNES PHYSIQUES :

Ils sont retrouvés par un examen minutieux de l'abdomen ; mains bien réchauffées, à plat sur l'abdomen, à la lumière du jour. Ces signes sont détaillés dans le tableau : IV :

Tableau IV : Différents signes physiques retrouvés

Signes physiques	Nombre	Pourcentage (%)
Sensibilité de l'hypochondre droit et/ou de l'épigastre	99	92.5
Défense de l'hypochondre droit	48	44.9
Signe de Murphy	25	23.4
Vésicule palpable	4	3.7
Hépatomégalie	6	5.6
Ictère cutanéo-muqueux	30	28
Sub-ictère	15	14

III- BIOLOGIE :

1) NUMÉRATION FORMULE SANGUINE:

L'hémogramme a été pratiqué chez 99 patients sur 107 soit dans 92.52% des cas et il a montré les résultats pathologiques suivants (Tableau : V).

Tableau V: Paramètres biologiques pathologiques de numération formule sanguine

Paramètres biologiques	Nombre/Nombre de données disponibles	Pourcentage (%)
Hémoglobine<10 g/dl	9/99	9
Hyperleucocytose>10000	49/99	49.49
Leucocytes<4000	1/99	1
Plaquettes<150000	8/99	8

2) BILAN HÉPATIQUE :

Son but premier est de rechercher une cholestase, une cytolyse ou une éventuelle insuffisance hépato-cellulaire en s'appuyant sur les paramètres fournis par le tableau suivant (Tableau : VI).

Tableau VI : Paramètres biologiques pathologiques du bilan hépatique

Paramètres biologiques	Nombre/Nombre de données disponibles	Pourcentage (%)
Bilan de cholestase :		
Bilirubine totale>23 µmol/l	47/87	54.02
Phosphatases alcalines>150 UI/l	35/52	67.3
γGT>43 UI/l	14/18	77.77
Cholestérol>6 mmol/l	6/16	37.5
Bilan de cytolyse :		
ALAT>50 UI/l	52/87	59.77
ASAT>45 UI/l	50/88	56.81
Bilan d'insuffisance hépatocellulaire :		
TP<70%	8/92	8.6
Protidémie<60g	8/21	38.09

L'hyperbilirubinémie, dans notre série, est à prédominance conjuguée confirmant le caractère cholestatique de l'ictère.

3) BILAN PANCRÉATIQUE :

Il recherche une forme grave d'empierrement cholédocien compliquée de pancréatite aiguë en se basant sur les paramètres biologiques suivants (Tableau : VII).

Tableau VII: Paramètres biologiques pathologiques du bilan pancréatique

Paramètres biologiques	Nombre/Nombre de données disponibles	Pourcentage (%)
Amylasémie>100 UI/l	9/56	16.07
Amylasurie>152	5/9	55.55

Dans notre série, bien qu'il y ait 9 cas où l'amylasémie était perturbée et 5 cas où l'amylasurie l'était également, aucun de nos patients n'a présenté de tableau de pancréatite aiguë.

4) BILAN RÉNAL :

Il est important de préciser l'état hydroéléctrolytique des patients porteurs d'empierrement cholédociens du fait du terrain taré de nos patients et des pertes éléctrolytiques occasionnées par les vomissements, ainsi que dans un but de recherche d'une éventuelle insuffisance rénale surajoutée compliquant une angiocholite aiguë sur empierrement.

Les valeurs pathologiques et leur fréquence de survenue dans notre cohorte sont exposées dans le tableau : VIII.

Tableau VIII : Paramètres biologiques pathologiques du bilan rénal

Paramètres biologiques	Nombre/Nombre de données disponibles	Pourcentage (%)
Urée> 8mmol/l	17/91	18.68
Créatinémie>150 µmol/l	6/26	23.07
Ionogramme :		
Natrémie>142 mmol/l	13/76	17.1
Natrémie<138 mmol/l	37/76	48.68
Kaliémie>4.5 mmol/l	13/75	17.33
Kaliémie<3.5 mmol/l	9/75	12

5) AUTRES :

- Le dosage de la glycémie a été effectué chez 86 de nos patients en préopératoire soit dans 80.37% des cas et a montré une hyperglycémie> 7 mmol/l chez 34 patients non connus diabétiques soit un taux de positivité de 39.53% démontrant l'intérêt de la pratique systématique d'un bilan préopératoire exhaustif.

-Le dosage de la calcémie a été effectué chez 47 patients et a montré une hypocalcémie< 2.4 mmol/l chez 38 patients soit dans 80.85% des cas mais aucun cas d'hypercalcémie.

-Le dosage de la VS ne s'est fait dans notre série que dans 12.14% des cas et a montré une accélération avec des valeurs> 10 mm à la 1ère heure dans tous les cas.

EN RÉSUMÉ, les principaux résultats obtenus à l'admission sont fournis dans le tableau suivant (tableau : IX) :

Tableau IX: Données biologiques des patients de l'étude

Paramètres biologiques	Valeur moyenne
Hémoglobine	12.3±1.92 g/dl
Leucocytes	12658±6400
Plaquettes	261721±123623
Phosphatases alcalines	321.33±269.6 UI/l
Bilirubine totale	13.75±3.86 µmol/l
γGT	95.25±89.81 UI/l
Cholestérolémie	5.21±0.67 mmol/l
ALAT	112.85±136.95 UI/l
ASAT	107.45±124.99 UI/l
TP	80.55±15.49%
Protidémie	64.95±8.68 g/l
Amylasémie	76.83±85.06 UI/l
Amylasurie	243.11±202.08 UI/l
Uricémie	6.31±3.45 mmol/l
Créatinémie	153.5±171.85 µmol/l
Natrémie	137.75±4.67 mmol/l
Kaliémie	4.03±0.51 mmol/l
Glycémie	6.99±2.74 mmol/l
Calcémie	2.19±0.24 mmol/l
VS	81.84±38.17 mm

IV- BACTÉRIOLOGIE :

La recherche bactériologique n'a été entreprise que dans un nombre très limité de cas et ce par le biais de :

1) *L'HÉMOCULTURE :*

Elle n'a été pratiquée que chez 2 de nos patients et s'est révélée positive dans 1 cas en montrant la présence de 3 espèces bactériennes différentes : *Esherichia coli*, *Entérobacter cloacae* et *Entérobacter foecium*.

2) *LE PRÉLÈVEMENT DE BILE CHOLÉDOCIENNE :*

Il a été effectué en per opératoire chez 20 patients.

Le résultat ne nous est pas parvenu dans 9 cas, a été négatif dans 2 cas et positif dans 9 cas en montrant les germes exposés dans le tableau suivant (Tableau : X).

Tableau X: Germes isolés dans le prélèvement de bile cholédocienne

Germes	Nombre
Esherichia coli	1
Esherichia coli + Klebsiella pneumoniae	2
Entérobacter cloacae	1
Enterobacter cloacae+foecium	1
Klebsiella oxytoca	2
Klebsiella oxytoca + Citrobacter freundii	1
Différentes espèces d'entérobactéries + anaérobies	1

V- EXAMENS MORPHOLOGIQUES :

1) RADIOGRAPHIE DE L'ABDOMEN SANS PRÉPARATION :

Elle a été pratiquée chez 64 de nos patients soit 59.81% et s'est révélée normale chez 59 patients soit dans 92% des cas.

Elle n'a été contributive en montrant des opacités se projetant sur l'arbre biliaire que dans 2 cas soit 3.1% de la population explorée (figure : 16).

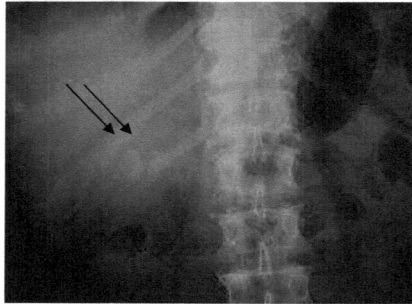

Figure 16 : ASP montrant des calcifications se projetant sur l'HCD (Observation n°6)

Par ailleurs, elle a montré la présence de niveaux hydro-aériques et le refoulement des anses intestinales dans 2 cas et a permis la visualisation de kyste hydatique du foie calcifié dans 1 cas.

2) ÉCHOGRAPHIE ABDOMINALE :

C'est l'examen de première intention pratiqué chez toute la population prise en considération dans notre étude.

Le diagnostic d'obstacle sur les voies biliaires a été évoqué sur l'aspect échographique durant la période pré hospitalière chez 70 de nos patients soit dans 65.4% des cas et celui d'empierrement cholédocien dans 54 cas.

L'échographie abdominale a été pratiquée en moyenne 4.45 j après l'admission et a montré certaines anomalies hépatiques transcrites dans le tableau suivant (Tableau : XI).

Tableau XI : Anomalies échographiques du foie

Anomalies	Nombre	Pourcentage (%)
Hépatomégalie de cholestase	10	9.3
Kyste biliaire du foie	3	2.8
Stéatose hépatique	3	2.8
Dilatation de VCI+VSH	2	1.8
Masse d'un segment du foie	2	1.8
Kyste hydatique du foie	1	0.9
Dilatation des VBIH	1	0.9

L'échographie abdominale a, cependant, montré un foie d'aspect normal dans 91 cas (soit 85% de la population à l'étude).

La vésicule biliaire a, également, été soumise à l'étude échographique montrant, ainsi, ce qui suit (Tableau : XII).

Tableau XII : Anomalies échographiques de la vésicule biliaire

Anomalies	Nombre	Pourcentage (%)
Vésicule lithiasique	66	61.7
Vésicule dilatée. alithiasique	13	12.1
Vésicule scléroatrophique	9	8.4
Vésicule extraite	9	8.4
Cholécystite	2	1.9
Boue biliaire	1	0.9

L'échographie abdominale a montré que, dans 9 cas (soit 8.4% de la cohorte), la vésicule biliaire avait déjà été extraite au cours d'une cholécystectomie pratiquée au décours d'un épisode de cholécystite antérieure témoignant du terrain de prédisposition de certains patients développant un empierrement cholédocien.

L'échographie abdominale a été, cependant, inapte à visualiser la vésicule biliaire dans 6 cas (5.6% de la population).

Dans notre étude, seulement 2.8% des patients (soit 3 cas) avaient une vésicule biliaire saine.

L'exploration échographique de la vésicule biliaire (figure : XIII) a, également, pu dénombrer le nombre de lithiases intra- vésiculaires dans 60.7% des cas comme exposé dans le tableau : 13 et apprécier leurs tailles et ce dans 30% des cas (les microcalculs étant les plus fréquents au taux de 15.9%).

Tableau XIII : Lithiases vésiculaires

Lithiases	Nombre	Pourcentage (%)
Unique	5	4.7
Multiples	60	56.1

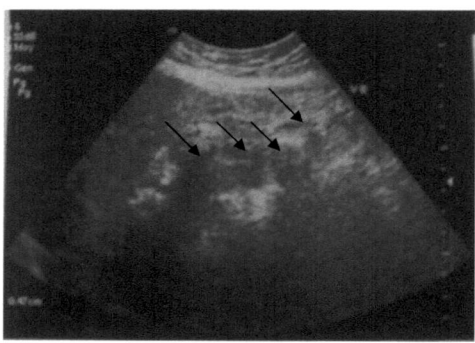

Figure 17 : Vésicule biliaire multi lithiasique à l'échographie abdominale (Observation n°103)

L'échographie abdominale a permis, dans 66 cas (soit chez 61.7% des patients), d'évaluer le calibre du cholédoque estimé à une valeur moyenne de 16.92 ± 14.61 mm et de donner une approximation du nombre de calculs (figure : 14) qui y siégent ; bien que cela n'a pu se faire dans 37 cas (soit chez 34.6% de la population).

Les voies biliaires intra- hépatiques ont pu être visualisées par l'échographie abdominale dans 94 cas (soit dans 87.85% de la population) pour se révéler normales dans 17 cas (15.9% de la cohorte).

Un résumé des principales anomalies retrouvées est exposé dans le tableau : XIV :

Tableau XIV : Anomalies échographiques du cholédoque et des VBIH

Anomalies	Nombre	Pourcentage (%)
Anomalies du cholédoque :		
Dilaté	66	61.7
Lithiasique	70	65.42
Calcul unique	6	5.6
Calculs≤5	10	9.3
Empierrement (>5)	54	50.4
Anomalies des VBIH :		
Dilatées	74	69.2
Lithiasiques (Observation n° 16 et 65)	2	1.9
Aérobilie (figure : 21)	1	0.9

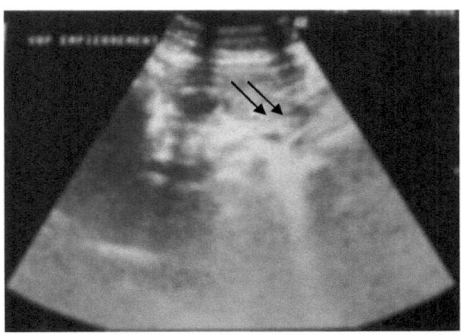

Figure 18 : Empierrement cholédocien à l'échographie abdominale (Observation n°99)

Observation n° :16 : Il s'agit d'un patient âgé de 54 ans diabétique, bronchitique chronique et traité pour psychose délirante, aux antécédents de colique hépatique ; admis au service de chirurgie générale pour une symptomatologie faite d'une succession de douleur, fièvre et ictère associée à des vomissements.

À l'admission, le patient était fébrile à 38°C et l'examen physique était pauvre ne retrouvant qu'un endolorissement de l'HCD.

Le bilan biologique avait montré une importante hyperleucocytose à 24400 éléments/mm³ et une cholestase se manifestant par une hyperbilirubinémie à prédominance conjuguée chiffrée à 44 mmol/l.

L'échographie abdominale avait montré une vésicule biliaire multilithiasique, une VBP dilatée à 13 mm siége de multiples lithiases (figure : 19) et une VBIH dilatée et lithiasique.

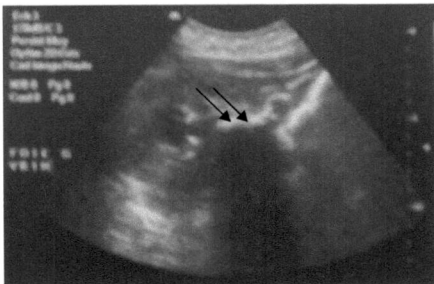

Figure 19 : VBIH dilatée et lithiasique à l'échographie abdominale (Observation n°16)

Le diagnostic de LVBP a, donc, été porté et le patient opéré 9 j plus tard par voie sous costale droite par la pratique de cholécystectomie et d'une cholédocotomie longitudinale retrouvant de multiples lithiases dont certaines enclavées dans l'ampoule de Vater.

Vu la vacuité de la VBP à la cholédoscopie, l'intervention s'est achevée par la mise en place d'un drain de Kehr.

La cholangiographie post opératoire réalisée au 10ème jour était normale.

Une chute accidentelle du drain de Kehr s'est produite ; le même jour, l'évolution a été marquée par l'apparition d'un syndrome pseudo-occlusif nécessitant la reprise chirurgicale qui a permis de mettre en évidence une péritonite biliaire.

Une toilette péritonéale a, de ce fait, été effectuée et le patient a été transféré au service de réanimation.

Le suivi post-opératoire à distance n'a pas été assuré vu que le patient a été perdu de vue.

*Observation n° :65 : Il s'agit d'un patient âgé de 71 ans aux antécédents d'intervention pour ulcère perforé qui consulte 15 j après le début d'une symptomatologie faite de douleur, fièvre et vomissements s'exacerbant progressivement.

À l'admission, le patient était fébrile à 39°C et présentait à la palpation de l'abdomen une véritable défense de l'HCD.

Le bilan biologique avait retrouvé une hyperleucocytose à 12900 éléments/mm^3 et un syndrome de cholestase se manifestant par des PAL à 254 UI/l.

L'échographie abdominale faite 22 j avant l'admission avait montré une vésicule biliaire multilithiasique, une VBP dilatée et des VBIH dilatées et lithiasiques (figure : 20).

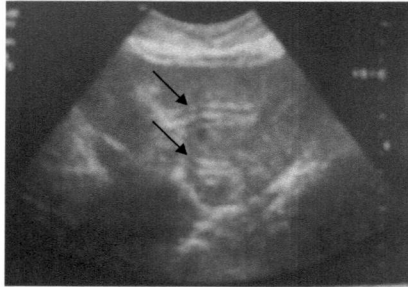

Figure 20 : VBIH dilatées et lithiasiques à l'échographie abdominale (Observation n°65)

Le diagnostic de LVBP a été porté et le patient opéré à froid 5 j plus tard bénéficiant d'une cholécystectomie et d'une cholédocotomie transversale retrouvant de multiples lithiases dont un de 1.5 cm.

La vérification cholédoscopique de la vacuité de la VBP n'a pas pu se faire du fait d'un défaut technique, l'intervention s'est, donc, achevée par une anastomose cholédoco-duodénale.

L'évolution post-opératoire a été marquée par la suppuration de la plaie opératoire et l'apparition d'une collection au niveau du lit vésiculaire traitées médicalement.
Le patient a, ensuite, été perdu de vue.

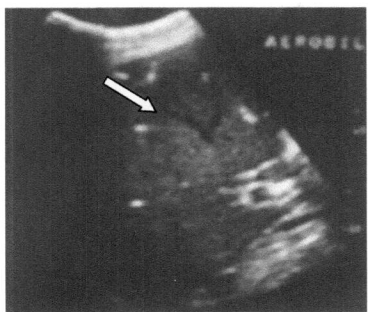

Figure 21 : Aérobilie au niveau des VBIH à l'échographie abdominale (Observation n°54)

Le diagnostic d'empierrement cholédocien a, donc, été évoqué sur la seule exploration échographique dans 50.4% des cas.

L'empierrement cholédocien, étant un entassement de concrétions (dont le nombre est supérieur à 5), s'est révélé d'étude échographique délicate quant à l'appréciation de la taille des calculs qui le composent. En effet, ce n'est que dans 28.03% des cas que des valeurs chiffrées ont été avancées ; le tableau suivant nous les exposent (Tableau : XV).

Tableau XV: Taille des calculs cholédociens à l'échographie

Taille (mm)	Nombre/Nombre de données disponibles	Pourcentage (%)
Micro calculs (<3)	13/30	43.33
Calculs (>3)	17/30	56.66

3) SCANNER ABDOMINAL :

Il a été réalisé chez 12 patients (ce qui équivaut à 11.2% de la cohorte) :
il s'est révélé négatif dans 2 cas et a montré dans les 10 cas restant les anomalies suivantes :

- Une dilatation de la VBP et des VBIH en amont de calculs cholédociens dans 5 cas (4.6%) avec une sensibilité de détection de l'ordre de 8.33%.
- Un pancréas tuméfié dans 1 cas.
- Un abcès pancréatique dans 1 cas (figure : 22).

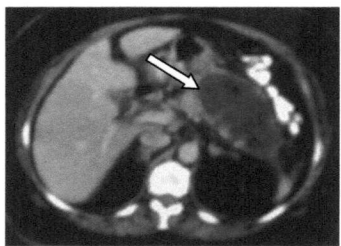

Figure 22 : Abcès intra-pancréatique vu au scanner abdominal (Observation n°100)

- Un empierrement cholédocien surinfecté dans 1 cas.
- Une tumeur de la vésicule biliaire dans 1 cas.
- Une masse expansive de la fosse iliaque droite dans 1 cas.

4) BILI-IRM :

Elle a été pratiquée, dans notre série, chez un patient suspect d'empierrement cholédocien surajouté à une maladie de Caroli.

Les résultats de l'exploration (figure : 15) ont infirmé la présence de cette pathologie en ne montrant aucune dilatation kystique de la VBP mais ont confirmé celle de l'empierremnt cholédocien (figure : 23).

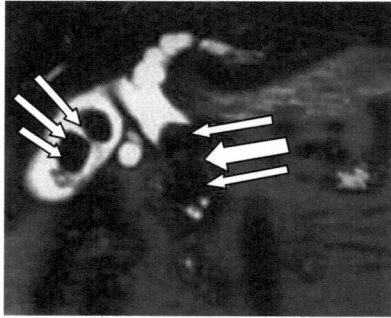

Figure 23 : Empierrement cholédocien à la bili-IRM (Observation n°100)

5) CHOLANGIO- PANCRÉATOGRAPHIE RÉTROGRADE PER ENDOSCOPIQUE :

Elle a été usitée, dans notre série, dans un but diagnostique et thérapeutique pour 6 cas (5.6%) de lithiases résiduelles du cholédoque; ayant permis, ainsi, la pratique d'une sphinctérotomie endoscopique (figure : 24).

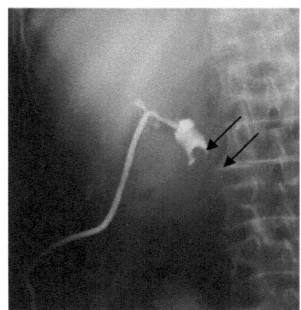 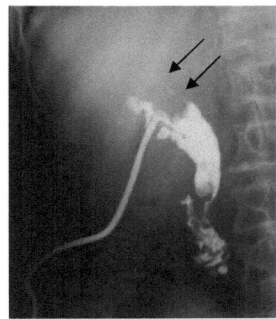

Figure 24 : Arrêt du transit à la CPRE à la faveur de lithiases résiduelles (Observation n°85)

6) AUTRES EXPLORATIONS :

- La fibroscopie œso-gastro-duodénale : a été indiquée dans 9 cas : dans 3 cas, elle était normale et, dans 6 cas, elle a montré des résultats pathologiques dont voici les détails :
- 2 cas d'œsophagite peptique l'une stade I, l'autre stade III.
- 1 cas de hernie hiatale.
- 1 cas de gastrite.
- 1cas de papille duodénale boursouflée.
- 1 cas de gastropathie fundique atrophique associée à une bulbite érosive sur bulbe cicatriciel.

- La duodénoscopie : a été réalisée une fois et n'a montré aucune anomalie.
- Le lavement baryté : a été effectué une fois pour masse de la fosse iliaque droite et s'est révélé négatif.
- L'exploration fonctionnelle respiratoire : a été nécessaire pour 2 patients ayant un état respiratoire précaire dans le cadre du bilan pré-opératoire et elle a montré, dans les 2 cas, un syndrome restrictif ne contre-indiquant pas l'intervention projetée.

VI- *DIAGNOSTIC PRÉ-OPÉRATOIRE :*

La confrontation des données cliniques, biologiques et morphologiques a permis de retenir les diagnostics énoncés dans le tableau suivants (Tableau: XVI).

Tableau XVI : Les diagnostics évoqués en préopératoire

Diagnostics	Nombre	Pourcentage (%)
Lithiase vésiculaire simple	12	11.21
Cholécystite aiguë isolée	3	2.8
OU associée LVBP	4	3.7
Empierrement cholédocien isolé	8	7.4
OU associé à une lithiase vésiculaire	6	5.6
cholécystite aiguê	3	2.8
angiocholite aigûe	2	1.8
vésicule scléroatrophique	2	1.8
perforation biliaire	1	0.9
Angiocholite aigûe lithiasique isolée	19	17.75
OU associée à une lithiase vésiculaire	1	0.9
Fistule cholécysto-duodénale	1	0.9
cholécystite aigûe	2	1.8
LVBP isolée	21	19.62
OU associé à une lithiase vésiculaire	13	12.14
vésicule scléroatrophique	3	2.8
éventration	1	0.9
Vésicule scléroatrophique isolée	1	0.9
Lithiase résiduelle	2	1.8
Ictère néoplasique	1	0.9
Fortuit	1	0.9

Le diagnostic d'empierrement cholédocien simple ou compliqué n'a été évoqué en préopératoire que chez 22 patients soit 20.56% de la population étudiée.

L'empierrement cholédocien a, donc, souvent été une découverte opératoire bien qu'une LVBP ait été attendue à la lumière des explorations préopératoires chez 64 patients (soit 59.81% des cas).

VII- TRAITEMENT :

Le traitement proposé à nos patients a comporté 2 volets :

- Un volet symptomatique visant, d'une part, à contrôler infection et douleur, et d'autre part à préserver l'état hémodynamique pour une préparation optimale au geste thérapeutique.
- Un volet étiologique, qu'il soit endoscopique ou chirurgical, visant à enrayer la cause des manifestations pathologiques, à savoir, l'empierrement cholédocien.

1) TRAITEMENT MÉDICAL :

a) Lutte contre l'infection :

Elle passe par l'instauration d'une antibiothérapie adaptée effectuée chez 78 patients (soit 72.9%).

La durée de l'antibiothérapie a varié, dans notre série, dans un intervalle allant de 1 à 16 j avec une moyenne de 5.18 ±3.17 j.

Le traitement antibiotique proposé à nos patients a consisté en :

- Une monothérapie chez 2 patients (soit 1.86% des cas) faite d'une ß lactamines.
- Une bithérapie chez 49 patients (soit 45.79% des cas) faite de :
  o ß lactamines + aminoside dans 39 cas (soit 36.4%).
  o ß lactamines + métronidazole dans 2 cas (soit 1.8%).
  o Céphalosporine de 3ème génération + aminoside dans 6 cas (soit 5.6%).
  o Céphalosporine de 3ème génération + métronidazole dans 2 cas (soit 1.9%).
- Une trithérapie chez 27 patients (soit 25.23%) faite de :
  o ß lactamines + aminoside + métronidazole dans 21 cas (soit 19.6 %).
  o Céphalosporine de 3ème génération + aminoside + métronidazole dans 6 cas

(soit 5.6% de la cohorte).

Bien que l'antibiothérapie la plus fréquemment proposée à nos patients ait été l'association : ß lactamines + aminoside ± métronidazole, on remarque qu'elle est de plus en plus souvent supplantée par l'association : céphalosporine de 3ème génération + aminoside ± métronidazole chez les patients, les plus récemment traités, inclus dans notre étude (figure : 25).

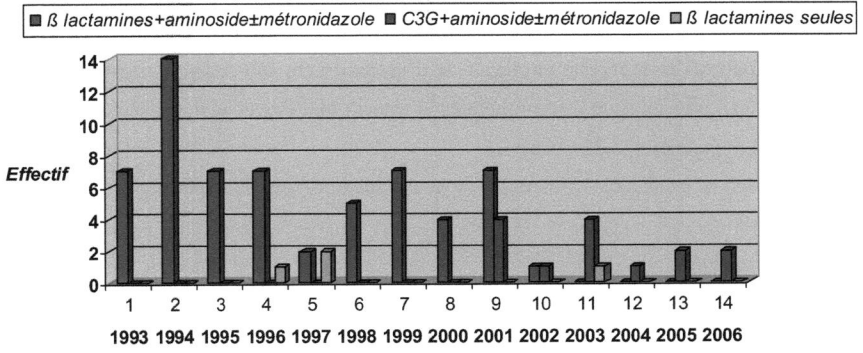

Figure 25 : Répartition des patients selon l'antibiothérapie au cours des années

b) Prévention et correction des troubles hydroéléctrolytiques :

Tous nos patients ont bénéficié d'une perfusion veineuse périphérique assurant un apport liquidien suffisant pour pallier aux déficits éventuels d'apports ainsi qu'à ceux pouvant être occasionnés par les vomissements itératifs survenus chez 58 patients de notre série soit dans 54.2% des cas.

c) Aspiration gastrique :

L'aspiration gastrique ne s'est avérée nécessaire, dans notre étude, que dans 4 cas soit 3.7% de la cohorte et ce pour vomissements abondants et invalidants.

Cette aspiration a été effectuée par le biais d'une sonde gastrique introduite par voie nasale n'ayant occasionné aucune complication locale.

d) Diète et alimentation parentérale :

Elles ont été préconisées pour 3 patients (soit 2.8%) chez qui l'aspiration gastrique n'a pas suffit pour juguler les vomissements incoercibles.

e) Antalgiques :

Les antispasmodiques ont été nécessaires chez 44 patients (soit 41.1%) et ont été administré dans tous les cas par voie intraveineuse.

Les antispasmodiques utilisés ont été : Spasfon®, Algobuscopan®, Buscopan®, Viscéralgine®.

f) Vitamine K :

L'administration de vitamine K s'est faite par voie intramusculaire chez 30 patients (28% de la population étudiée) dont 8 avaient un TP<70%.

g) Anti –coagulation :

Soixante patients (soit 56.1%) ont bénéficié d'un traitement anti-coagulant en pré opératoire et ce d'autant plus qu'ils étaient multi tarés et avaient une moyenne d'âge plus élevée que le reste de la population (72.25±9.46 ans).

Les principaux produits utilisés étaient : la Calciparine®, la Fraxiparine®, le Lovenox®, l'Innohep®.

h) Réanimation :

Une réanimation intensive s'est imposée comme nécessaire pour sauvegarder le pronostic vital de 2 de nos patients chez qui l'empierrement cholédocien s'est compliqué d'angiocholite aigûe ayant évoluée vers le choc septique.

Cette réanimation s'est faite dans un service spécialisé et a nécessité, en plus de la tri antibiothérapie entreprise après hémocultures répétées, la mise en œuvre :

- D'un remplissage vasculaire par macromolécules sous surveillance stricte de la fonction rénale.

- D'un traitement tonicardiaque à base de Dopamine administré en continu à la seringue électrique.

Dans un autre cas, la réanimation s'est résumée à un simple remplissage vasculaire par macromolécules.

Par ailleurs, chez 2 patients, la correction d'une anémie par transfusion de 2 culots globulaires de sang iso groupe iso rhésus et la correction d'un TP bas par transfusion de PFC a été requise.

2) TRAITEMENT ENDOSCOPIQUE :

Cinq de nos patients (4.6%) ont bénéficié d'une sphinctérotomie endoscopique pour lithiases cholédociennes résiduelles ouvertes avec cholangiographie per opératoire normale.

3) TRAITEMENT CHIRURGICAL :

a) Délai opératoire :

C'est l'intervalle de temps entre l'admission et le geste chirurgical.

Ce délai est en moyenne de 7.26±6.98 j avec des extrêmes allant de 1 à 45 j (figure : 26).

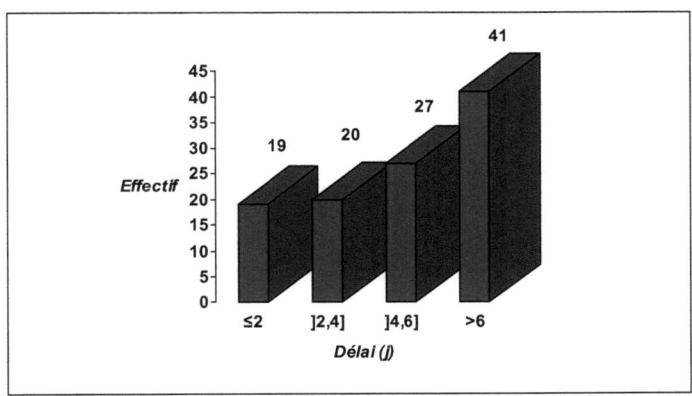

Figure 26 : Répartition des patients selon le délai préopératoire

Il en ressort que 63.55% de nos patients ont été opérés après 4 j de l'admission.

Ce délai est d'autant plus court que les manifestations cliniques sont plus bruyantes nécessitant une réanimation brève et intensive. En effet, en cas d'angiocholite aigüe, le délai préopératoire moyen n'est que de 2.88 j (le cas de 17 patients) et il est, statistiquement, significativement plus court que pour les autres patients porteurs d'empierrement cholédocien non compliqué ($p<0.05$).

b) Voie d'abord :

Elle a consisté en :
- Une incision sous costale droite dans 103 cas (96.3%).
- Une incision médiane sus ombilicale dans 3 cas (2.8%).
- Un abord laparoscopique dans 1 cas (0.9%).

c) Durée de l'intervention :

Elle n'a été précisée que chez 46 patients (soit 43% de la cohorte).

La durée moyenne était de 132.6±46.23 min avec des extrêmes allant de 60 à 270 min.

d) Constatations opératoires :

L'exploration per opératoire visuelle, manuelle et instrumentale a pour but de préciser l'état de la vésicule biliaire et de la VBP ; de dénombrer les calculs cholédociens définissant l'empierrement et de rechercher le retentissement sur les organes de voisinage notamment le foie, le pancréas et le péritoine.

❖ Exploration clinique : elle est visuelle et tactile. Elle nous a permis d'effectuer le recueil des données suivantes :

- Vésicule biliaire : mis à part 3 patients antérieurement cholécystectomisés et 9 patients dont l'état de la vésicule biliaire n'a pas été précisé, les autres patients soit 95 représentant 88.78% de la population explorée ont présenté un état vésiculaire décrit comme suit (Tableau : XVII).

Tableau XVII: Les états pathologiques de la vésicule biliaire

États	Nombre	Pourcentage (%)
Alithiasique	2	1.9
Lithiasique :	91	85
à paroi fine	21	19.6
à paroi épassie	8	7.5
à paroi distendue	25	23.36
à paroi scléroatrophique	21	19.6
à paroi inflammatoire	16	15
Enchâssée dans le parenchyme hépatique	1	0.9
Syndrome tumoral	1	0.9

La bile vésiculaire a été décrite par l'opérateur dans 33 cas et a semblé être :
- Purulente dans 18 cas (16.8%),
- Claire dans 13 cas (12.1%),
- Trouble dans 1 cas (0.9%),
- Hématique dans 1 cas (0.9%).

Ce qui a amené à effectuer une biliculture dans 20 cas (soit 18.7%) montrant la stérilité de la bile dans 2 cas et sa positivité dans 9 cas (soit 8.4%).

Les germes suivants ont été identifiés (tableau : XVIII):

Tableau XVIII: Germes retrouvés à la biliculture

Germes	Nombre	Pourcentage (%)
Esherichia Coli + Klebsiella pneumoniae	2	1.9
Klebsiella oxytoca	2	1.9
Esherichia coli	1	0.9
Enterobacter cloacae	1	0.9
Enterobacter cloacae + foecium	1	0.9
Klebsiella oxytoca + Citrobacter freundii	1	0.9

Cependant, dans 9 cas, le résultat ne nous est pas parvenu.

Il est à noter qu'une fistule cholécysto-duodénale a été observée dans 13 cas (12.1%).

- Canal cystique : il a été qualifié de :
- Normal dans 59 cas (55.1%).
- Dilaté dans 42 cas (39.3%),
- Lithiasique dans 1 cas (0.9%).
- Dilaté et lithiasique dans 2 cas (1.9%).

Dans les 3 cas de patients antérieurement cholécystectomisés, l'état du canal cystique n'a pas été évoqué.

- Pédicule hépatique : une inflammation modérée à son niveau a été observée dans 25 cas (soit 23.4% de la cohorte).
- Canal cholédoque : il était dilaté dans 101 cas (94.4%) sans qu'il y est de mesure précise de son diamètre dans 63 cas (58.9%).

Dans 38 cas, soit dans 35.5% de la cohorte, le diamètre avait été estimé à une valeur moyenne de 18.21±5.86 mm avec des extrêmes allant de 8 à 40 mm ; ces valeurs étant réparties comme suit (Tableau : XIX).

Tableau XIX : Répartition selon le diamètre du cholédoque

Diamètre	Nombre	Pourcentage (%)
Diamètre ≤15 mm	18	16.8
15 mm<Diamètre≤20 mm	14	13
Diamètre>20 mm	6	5.6

Par ailleurs, il a été noté que dans les 48 cas de décollement duodéno-pancréatique, soit 44.9% de la population étudiée, la palpation du cholédoque avait révélé la présence de concrétions multiples à son niveau.

De multiples adhérences, observées à l'abord de la région sous costale droite, ont intéressé, particulièrement, le cholédoque et ce chez 25 de nos patients (soit 23.4%) : 3 d'entre eux, soit 12%, étaient d'anciens cholécystectomisés et 1, soit 4%, avait bénéficié d'une laparotomie pour ulcère gastro-duodénal perforé.

- Pancréas : la tête du pancréas a été qualifiée de tuméfiée dans un cas et siége d'une collection intra et péri-pancréatique dans un autre cas.

❖ Exploration instrumentale : c'est l'étude des voies biliaires par les divers moyens mis à notre disposition en utilisant :

- La cholangiographie per opératoire : qui a été réalisée chez 72 patients, soit 67.3% de la population étudiée.

Les données obtenues ont concerné l'aspect de l'opacification en spécifiant la présence ou l'absence d'image d'arrêt, de calculs flottants ou de passage duodénal ; elles ont concerné, également, l'aspect du cholédoque et des voies biliaires intra hépatiques.

Ces données sont répertoriées dans le tableau suivant (Tableau : XX).

Tableau XX: Données cholangiographiques per opératoires

Données	Nombre	Pourcentage (%)
Lacunes intra-cholédociennes	57	53.3
Arrêt cupuliforme	16	15
Cholédoque dilaté et lithiasique	66	61.7
VBIH :		
Dilatée	16	15
Non dilatée	6	5.6
Lithiasique	2	1.8
Non opacifiée	5	4.6
Passage duodénal :		
Possible	24	22.4
Impossible	33	30.8

- La cholédoscopie : cette exploration n'a été effectuée, après extraction des calculs que chez 47 patients soit dans 43.9% des cas.

Cette vérification n'a, donc, pas été effectuée dans la majorité des cas et son absence de mise en œuvre a été imputée chez 50% de ces patients à une panne technique amenant à réaliser une anastomose bilio-digestive.

Les aspects du cholédoque sont rapportés dans le tableau suivant (Tableau : XXI).

Tableau XXI : Les divers aspects cholédoscopiques

Aspect	Nombre	Pourcentage (%)
Vacuité	35	32.7
Visualisation imparfaite	4	3.7
Fausses membranes	4	3.7
Inflammatoire	2	1.9
Calculs	2	1.9

e) Gestes réalisés :

❖ Cholécystectomie : exceptés 9 patients (8.4%) déjà cholécystectomisés, tous les membres de la cohorte prise à l'étude ont bénéficié d'une extraction de la vésicule biliaire :
- 39 soit 36.4% de manière non explicitée,
- 31 soit 29% de façon antérograde,
- 28 soit 26.2% de façon rétrograde.

❖ Cholédocotomie : c'est l'ouverture du cholédoque, faite dans 83 cas (77.6%) de façon transversale et dans 24 cas (22.4%) de façon longitudinale, ayant permis la visualisation et la localisation calculeuse.

L'extraction des concrétions, y ayant fait suite, a été réalisée de 2 manières :
- Soit par simple expression digitale atraumatique et ce dans 103 cas (96.3% de la population étudiée).
- Soit grâce à une instrumentation parfaite utilisant une pince de Mirizzi et/ou une sonde de Dormia et ce dans 4 cas (3.7%).

Les calculs retrouvés au niveau du cholédoque, tous de nombre >5, ont été mentionnés comme « multiples » ou agrégés sous forme d' « empierrement » dans 67 cas (62.6%) sans qu'un nombre précis ait été mentionné ; alors que dans 40 cas (37.4%), ces calculs ont été dénombrés révélant une moyenne de 9.4±3.83 calculs par empierrement cholédocien avec des extrêmes allant de 6 à 22.

La taille des calculs a, cependant, été précisée par l'opérateur dans 60 cas (56.1%) ce qui nous a permis de constater que la taille moyenne des calculs était de 7.8±5.3 mm.

Vu la multitude de calculs composant un empierrement cholédocien, on s'est proposé d'en calculer la moyenne pour chaque patient et de les échelonner comme précisé dans la figure : 27.

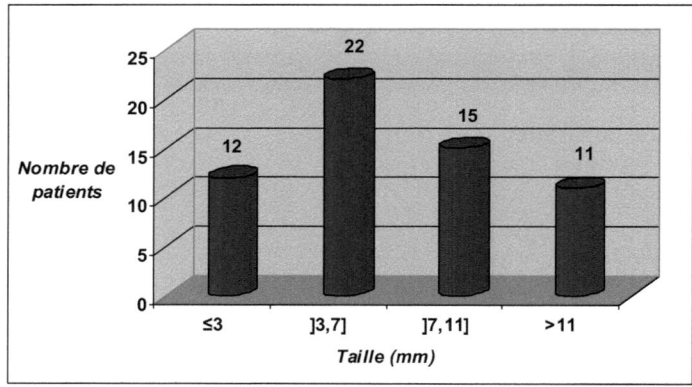

Figure 27 : Répartition des patients selon la taille des calculs cholédociens

Il en ressort que les calculs cholédociens retrouvés sont, dans 48 cas (80% de ceux mesurés), des macrocalculs ; 54.2% d'entre eux ont une taille >7mm.

Les empierrements cholédociens étaient formés de lithiases jaunes translucides chez 106 patients (99%) ; alors qu'elles étaient brunes chez un patient (0.9%) ayant bénéficié antérieurement d'une anastomose bilio-digestive pour LVBP.

❖ Lavage cholédocien : abondant et répété; il a été effectué de façon quasi systématique chez 100 patients (93.5%) et ce pour s'assurer de la vacuité du canal cholédoque des débris calculeux qui pourraient y persister.

❖ Drainage biliaire : plusieurs paramètres tels que la crainte de la lithiase résiduelle ou l'état anatomique des voies biliaires déterminent le mode sur lequel devrait se terminer une intervention pour empierrement cholédocien.

Dans notre série, deux modes ont été proposés : le drainage biliaire externe et le drainage biliaire interne.

La cholédocotomie idéale par simple cholédocorraphie sans drainage n'a été réalisée chez aucun de nos patients.

- Drainage biliaire externe : il a été réalisé dans 44 cas soit chez 41.1% des

patients dont la moyenne d'âge était de 69.54±13.5 ans avec des extrêmes allant de 19 à 95 ans. Dans ce groupe, les femmes représentaient 68.2% des patients (30 femmes) et les hommes 31.8% (14 hommes) avec un sex-ratio de 0.46.

Deux méthodes de drainage ont été utilisées :

o La première par drain de Kehr : dont l'emploi a concerné 43 patients soit 40.18% de la population.

Ce drain a été mis en place chez 10 patients (soit 23.25% de ceux soumis à ce drainage) présentant un tableau d'angiocholite aiguë.

La durée du drainage a été précisée chez 40 patients (93%) et a montré qu'une durée moyenne de 17.26±6.58 j avec des extrêmes allant de 8 à 38 j était nécessaire avant de procéder à l'ablation du drain.

Ce drainage a ramené dans les 32 cas (72.7%), qui ont été rapportés, une quantité de liquide qui s'est extériorisée au débit moyen de 499.93±277.57 cc/j avec des extrêmes allant de 200 cc/j à 1800 cc/j.

- o La deuxième par drain transcystique : dont l'emploi s'est limité à un seul cas et a succédé à une extraction calculeuse par voie transcystique (il s'agissait d'un homme de 79 ans sans antécédents biliaires).
- Drainage biliaire interne : il se fait par :
  - o Anastomoses bilio-digestives : assurant un écoulement permanent de la bile malgré la persistance d'un obstacle.

Ces anastomoses ont été réalisées chez 63 patients (58.87%) dont l'âge moyen était de 71.74±9.77 ans avec des extrêmes allant de 48 à 91 ans.

Il s'agissait de 49 femmes (77.8%) et de 14 hommes (22.2%).

Ces anastomoses étaient indiquées chez tous nos patients puisque porteurs d'empierrement cholédocien mais n'ont été, effectivement, réalisés que chez ceux dont l'exploration per opératoire des voies biliaires n'a pas été faite ou dont les résultats ont laissé persister la crainte de la lithiase résiduelle.

Divers types d'anastomoses ont été répertoriés dans notre série ; le tableau suivant (Tableau : XXII) nous en expose les détails :

Tableau XXII : Répartition des différents types d'anastomoses dans la population étudiée

Type	Nombre	Pourcentage (%)
Anastomose bilio-digestive (non précisée)	1	0.9
Anastomose cholédoco-duodénale :	57	53.3
Latéro-latérale	53	49.5
Termino-latérale	4	3.7
Anastomose hépato-jéjunale :	2	1.9
Termino-latérale	1	0.9
Non précisée	1	0.9
Anastomose cholédoco-jéjunale :	2	1.9
Termino-terminale	1	0.9
Non précisée	1	0.9
Anastomose hépato-duodénale (non précisée)	1	0.9

Il apparaît, donc, que l'anastomose cholédoco-duodénale termine l'intervention chez la plupart de nos patients et que sa variante latéro-latérale est réalisée dans 92.98% de ce type d'anastomose.

        o Sphinctérotomie chirurgicale : cette technique n'a été utilisée chez aucun de nos patients.

❖ Drainage sous hépatique : chez tous nos patients, indépendamment de la présence de drainage biliaire interne ou externe, l'intervention s'est achevée par la mise en place d'une lame et d'une sonde de Salem en sous hépatique sorties par contre-incision au niveau du flanc droit.

❖ Gestes associés : l'exploration de la cavité abdominale a permis, en plus du geste chirurgical strictement limité au traitement de l'empierrement cholédocien, d'effectuer :

- Une suture de fistules bilio-digestives chez 13 patients,
- Un lavage péritonéal chez 2 patients présentant une péritonite biliaire (*Observation n° :16 et 104*),

* Observation n° : 104 : Il s'agit d'une patiente âgée de 72 ans aux antécédents d'ulcère gastro-duodénal, admise au service de chirurgie générale pour douleur de l'HCD et de l'épigastre évoluant depuis 2 mois et demi et chez qui, la constatation d' urines foncées a motivé la consultation.

À l'admission, la patiente présentait un simple endolorissement de l'HCD.

Le bilan biologique était correct à l'exception d'une augmentation des φGT à 269 UI/l.

Le bilan radiologique a montré la présence d'une VBP à 9.5 mm à l'échographie abdominale et le scanner abdominal a montré une dilatation de la VBP et des microcalculs multiples du cholédoque évoquant un obstacle lithiasique.

Le diagnostic de LVBP a, donc, été porté et la patiente opérée par voie sous costale droite au bout de 9 j avec mise en place d'un drain de Kehr.

Le contrôle cholangiographique a montré une dilatation de la VBP à 12 mm sans obstacles.

L'évolution post opératoire précoce s'est faite sans complications.

Cependant, l'évolution post opératoire tardive a été marquée par une récidive douloureuse ayant nécessité le recours à une échographie abdominale mettant en évidence un épanchement péritonéal (figure : 28).

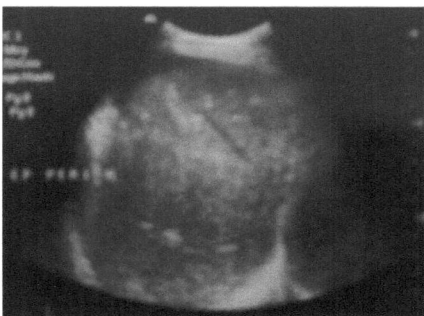

Figure 28 : Épanchement péritonéal à l'échographie abdominale (Observation n°104)

Le diagnostic de péritonite biliaire suspecté à l'échographie abdominale a été confirmé à l'ouverture de la cavité abdominale et une toilette péritonéale a été effectuée.

L'évolution ultérieure a été marquée par l'absence de manifestations symptomatiques et de récidives.

- Une cure de tumeur vésiculaire dans un cas,

*Observation n° : 105 : Il s'agit d'une patiente âgée de 67 ans, sans antécédents pathologiques particuliers, admise au service de chirurgie viscérale pour l'exacerbation d'une symptomatologie évoluant depuis 1 mois faite de douleur de l'HCD et de l'épigastre.

À l'examen clinique, la patiente présentait un simple endolorissement de l'HCD ; alors que les examens biologiques montraient une cytolyse hépatique avec des ALAT à 178 UI/l et des ASAT à 269 UI/l.

L'échographie abdominale, pratiquée à l'admission, a montré une vésicule biliaire dilatée, une VBP à 15 mm siège de 2 calculs, une VBIH dilatée ; ainsi qu'une masse intra-hépatique et des adénopathies coeliaques.

Cette dernière constatation a conduit à la pratique d'un scanner abdominal qui a permis de montrer un épaississement pariétal de la vésicule biliaire, une infiltration de la graisse de voisinage, un empierrement cholédocien et une importante dilatation des VBIH (figure : 29).

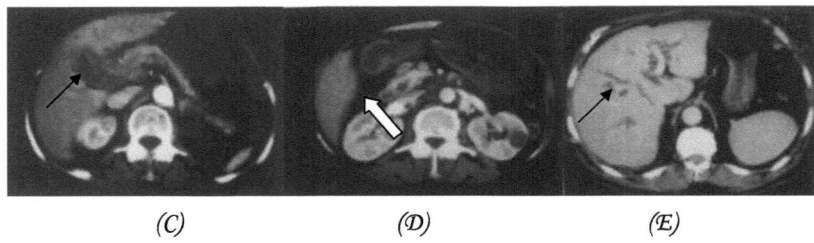

(C) *(D)* *(E)*

Figure 29: Scanner abdominal montrant un épaississement pariétal de la vésicule biliaire (C), une infiltration de la graisse de voisinage (D) et une importante dilatation des VBIH (E) (Observation n°105)

L'intervention s'est avérée nécessaire et la patiente a été cholécystectomisée par voie sous costale droite et une cholédocotomie a été pratiquée montrant plusieurs microcalculs, de multiples petits calculs de 0.5 à 1 cm et un grand calculs de 1.5 cm.

Une cholédoscopie a permis de vérifier la vacuité de la VBP et l'intervention s'est terminée par la mise en place d'un drain de Kehr.

L'examen anapathologique pratiqué sur la pièce de cholécystectomie a conclu au diagnostic d'adénocarcinome bien différencié de la vésicule biliaire dont la cure chirurgicale a été complète.

L'évolution post opératoire a été marquée par la persistance de lithiases résiduelles objectivées à la cholangiographie post opératoire de contrôle nécessitant une reprise chirurgicale.

Ultérieurement, la patiente a persisté symptomatique porteuse de lithiases résiduelles puis a été perdue de vue.

- Une cure de tumeur colique dans un autre cas.

VIII-RÉSULTATS DU TRAITEMENT :

1) SUITES OPÉRATOIRES IMMÉDIATES :

a) Mortalité :

Dans notre série, 3 décès post opératoires précoces ont été déplorés soit une mortalité de 2.8%.

Il s'agissait dans les 3 cas de femmes de 60.66 ans d'âge moyen, classées ASA I dans 2 cas et III dans un cas aux vues d'une insuffisance respiratoire avancée, admises pour vésicule multilithiasique dans un cas et angiocholite aiguë lithiasique dans les 2 autres cas.

Après une réanimation médicale brève, ces patientes ont été opérées dans un délai moyen de 3 j et ont toutes bénéficié d'une anastomose cholédoco-duodénale de type latéro-latérale indiquée pour leur empierrement cholédocien.

Le décès est survenu à :

- J 22 post opératoire par détresse respiratoire aiguë décompensant une insuffisance respiratoire avancée dans un cas.

- J 6 post opératoire par syndrome de détresse respiratoire aiguë occasionné par un œdème aigu du poumon d'étiologie lésionnelle dans un second cas.

- J 6 post opératoire par accident vasculaire cérébral hémorragique dans un troisième cas.

b) Morbidité :

Elle est définie par l'existence de manifestations pathologiques liées au terrain ou à l'étiologie biliaire dans les suites opératoires immédiates correspondant à la durée de l'hospitalisation post opératoire.

Les suites opératoires immédiates étaient simples dans 79 cas, soit chez 73.8% de la cohorte, et compliquées dans 28 cas (26.2%).

La population concernée par les complications est à 64.3% féminine (18 cas) et a une moyenne d'âge de 70±9.19 ans

Ses complications se sont manifestées :

- Par une décompensation d'une pathologie sous jacente, comme le diabète de type 2 connu chez un patient, nécessitant le recours à une réhydratation intensive et à une insulinothérapie continue à la seringue électrique relayée par une insulinothérapie sous cutanée.

- Par une symptomatologie en rapport avec l'étiologie biliaire et le geste opératoire entrepris, se traduisant ainsi :

    o Dans 10 cas, par une symtomatologie douloureuse ayant nécessité la pratique d'une cholangiographie post opératoire par opacification des voies biliaires à travers le drain de Kehr.

Cette technique de diagnostic a été pratiquée dans les suites opératoires immédiates chez 34 patients (31.8% de la population étudiée), soit 79% de ceux qui ont bénéficié d'un drainage biliaire externe par drain de Kehr et a montré une sensibilité de l'ordre de 29.41% dans la détection d'anomalies des voies biliaires et une valeur prédictive positive de lithiases résiduelles de l'ordre de 70%.

En effet, 7 patients ont présenté une lithiase résiduelle dont 2 ont été repris chirurgicalement et 5 ont bénéficié d'une sphinctérotomie endoscopique.

Deux ont, par contre, présenté un aspect de dilatation séquellaire du cholédoque et dans un seul cas, une sténose filiforme de la voie biliaire principale a été visualisée.

o Dans 10 autres cas, une infection pariétale allant jusqu'à l'abcèdation s'est déclenchée et a nécessité un drainage et une mise à plat.

o Dans 2 cas, une fistule biliaire spontanément tarie a été observée.

o Dans un cas, le saignement de la plaie opératoire a été le signal d'appel révélant des perturbations des bilans sanguins ; ce qui a nécessité le recours à l'injection de vitamine K et à la transfusion de plasma frais congelé.

o Dans un autre cas, un lâchage d'anastomoses a entraîné une péritonite biliaire à l'origine d'un état de choc nécessitant une reprise chirurgicale pour toilette péritonéale.

Dans les 3 cas restants, les complications post opératoires immédiates ont occasionné le décès (cas déjà détaillés précédemment).

c) Séjour post opératoire :

La durée moyenne du séjour de nos opérés était de 13.29±6.53 j avec des extrêmes allant de 2 à 38 j.

Il était en moyenne de 12.14±5.025 j pour les patients dont les suites opératoires étaient simples contre 16.52±8.94 j pour ceux dont les suites opératoires étaient compliquées.

Les résultats des différentes options interventionnelles dans l'étiologie pierreuse du cholédoque sont résumés dans le tableau suivant (Tableau : XXIII).

Tableau XXIII : Résultats globaux précoces

Suites opératoires	Nombre	Pourcentage (%)
Simples	79	73.8
Compliquées	25	23.4
Décès	3	2.8

2) SUITES OPÉRATOIRES À DISTANCE :

Parmi les survivants, soit 104 patients, 33 (31.73%) ont été perdus de vue sans qu'aucune consultation post opératoire n'ait eu lieu.

Les 71 autres patients ont été revus, au moins une fois à la consultation externe.

Le recul moyen était de 174.25 ± 476.39 j avec des extrêmes allant de 5 j à 10 ans.

Le recueil des données à partir des différentes consultations transcrites dans les dossiers médicaux a permis de conclure au fait que 57 patients (54.8% des survivants) sont restés asymptomatiques.

Les autres survivants, soit 14 opérés, ont présenté des complications, dont 12 en rapport avec l'étiologie biliaire, exposées dans le tableau suivant (Tableau : XXIV).

Tableau XXIV : Suites opératoires tardives compliquées

Suites opératoires	Nombre	Pourcentage (%)
Dilatation séquellaire de la VBP	4	3.8
Lithiase résiduelle :	2	1.9
Reprise chirurgicalement	1	0.9
Négligée	1	0.9
Gastropathie par reflux biliaire	2	1.9
Péritonite biliaire	2	1.9
Éventration	1	0.9
Infection pariétale	1	0.9

Les 2 autres patients ont présenté des complications en rapport avec une pathologie associée :

- Dans un cas, l'empierrement cholédocien s'est associé à une tumeur cæcale maligne dont l'évolution a nécessité une chimiothérapie ainsi qu'une anastomose grêlique termino-latérale.

Le suivi du patient a révélé une récidive tumorale loco-régionale suite à laquelle le patient a été perdu de vue.

- Dans un autre cas, l'empierrement cholédocien s'est associé à une tumeur

pancréatique maligne dont l'évolution s'est compliquée d'abcès angiocholitique et de métastases hépatiques nécessitant le drainage pour l'un et la résection hépatique réglée pour l'autre.

Les suites opératoires tardives peuvent être résumées dans le tableau suivant (Tableau : XXV).

Tableau XXV: Résultats globaux tardifs

Suites opératoires	Nombre	Pourcentage (%)
Simples	57	54.8
Compliquées	14	13.5
Perdus de vue	33	31.7

B étude analytique :

I- Facteurs prédictifs de morbi-mortalité intra-hospitalière :

Trois patients sont décédés et 25 ont eu des suites opératoires immédiates compliquées au cours de l'hospitalisation index ce qui correspond à une morbi-mortalité intra hospitalière de 26.2%.

1) INFLUENCE DES PARAMÈTRES ÉPIDÉMIOLOGIQUES :

La proportion du sexe féminin était sensiblement égale entre les deux groupes (p=0.13) ; aussi, les patients aux suites opératoires compliquées n'étaient-ils pas significativement plus âgés (p=0.66) (Tableau : XXVI).

Tableau XXVI : Morbi-mortalité et données épidémiologique

	Groupe avec suites simples (79)	Groupe avec suites compliquées (28)	p
Sexe féminin	61 (57%)	18 (64.28%)	0.13
Âge	71.12	70.03	0.66

2) INFLUENCE DES FACTEURS DE RISQUE :

Aucune différence significative n'a été enregistrée en terme de facteurs de risque d'empierrement cholédocien entre les deux groupes comme établi dans le tableau suivant (tableau XXVII) :

Tableau XXVII: Morbi-mortalité et facteurs de risque lithiasique

	Groupe avec suites simples (79)	Groupe avec suites compliquées (28)	p
Sexe féminin	61 (77.21%)	18 (64.28%)	0.13
Âge≥75 ans	34 (43.03%)	6 (21.42%)	0.07
Diabète	26 (32.91%)	13 (46.42)	0.14
Multiparité	58 (73.41)	17 (60.71%)	0.65

3) INFLUENCE DES PARAMÈTRES BIOLOGIQUES :

Tous les paramètres biologiques étudiés n'ont pas été discriminatifs entre les deux groupes (Tableau : XXVIII).

Tableau XXVIII : Morbi-mortalité et paramètres biologiques

Biologie	Groupe avec suites simples (79)	Groupe avec suites compliquées (28)	p
Globules blancs	12556.76	13044.44	0.75
VS (mm)	88.55	66.75	0.36
Uricémie (mmol/l)	5.86	8.29	0.016
Créatinémie (µmol/l)	119.6	139.5	0.73
PAL (UI/L)	374.37	371	0.98
Bilirubine totale	50.49	62.35	0.44
γGT	212.66	272.66	0.57
ALAT	112.51	114.29	0.96
ASAT	108.48	103.44	0.88
TP	80.39	81	0.87
Amylasémie	87.3	45.4	0.11

4) INFLUENCE DE LA PRÉSENTATION CLINIQUE INITIALE :

La présentation clinique n'était pas déterminante quant à l'évolution ultérieure intra hospitalière ; ainsi, ni le stade ASA initial, ni la présence de signes de cholestase ne prédisaient la survenue de complications à court terme.

5) INFLUENCE DES DONNÉES MORPHOLOGIQUES :

Ni le diamètre du cholédoque, ni le nombre des calculs intra cholédociens ou leur taille fournis par l'échographie abdominale n'étaient prédictifs de la survenue de complications post opératoires précoces.

6) INFLUENCE DES DONNÉES PER OPÉRATOIRES :

Aucune donnée fournie par l'opérateur (multiplicité des adhérences, intensité de la pédiculite, aspect de la bile...) ne s'est révélée prédictive de l'évolutivité post opératoire dans ses aspects simples ou compliqués.

7) INFLUENCE DES MODALITÉS OPÉRATOIRES :

Le traitement chirurgical associé au drainage interne par anastomose cholédoco-duodénale, bien qu'il soit le plus pratiqué (58.87% des cas) et à l'origine d'une hospitalisation post-opératoire significativement plus courte sur le plan statistique (p=0.004) n'en demeure pas moins sans valeur prédictive des complications post-opératoires précoces (p=0.187).

II- Facteurs prédictifs de morbi-mortalité extra-hospitalière :

Le suivi ultérieur des patients survivants à la sortie de l'hôpital a permis d'établir la courbe suivante de survie cumulée sans complications (figure : 30) :

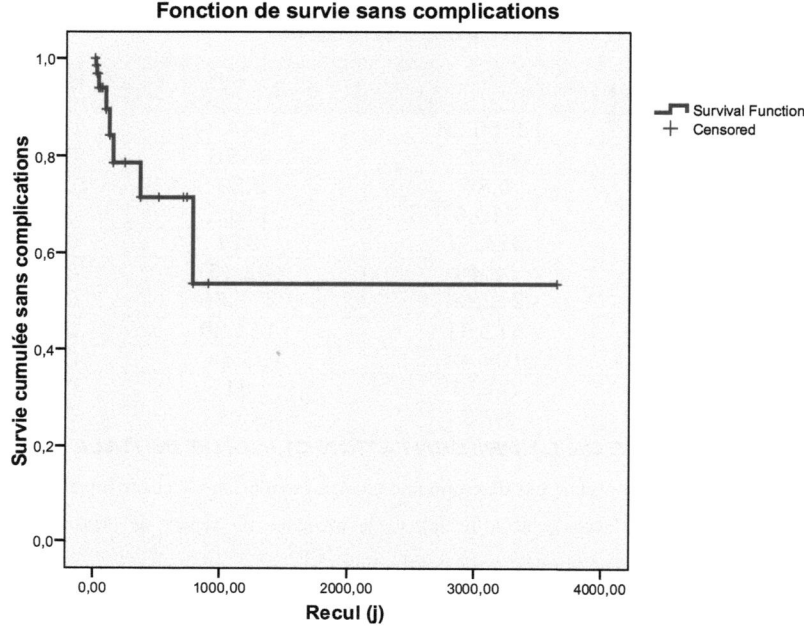

Figure 30 : Courbe de survie globale (selon KAPLAN MEIER) sans événements défavorables

Aucun facteur n'est prédictif de mobi-mortalité extra-hospitalière vu que plus de 92% de nos patients ont une excellente évolution.

I-POPULATION :

1) PRÉVALENCE :

L'empierrement du cholédoque est une entité qui a représenté, dans notre série, 26.61% de l'ensemble de la chirurgie lithiasique de la VBP ce qui est relativement plus fréquent que dans la majorité des publications qui se sont intéressées au sujet.

En effet, dans la série de Le Neel et al. [147] s'étendant sur 10 ans et recensant 35 cas de LVBP, l'empierrement était une éventualité rare ne représentant que moins de 10% des cas.

Aussi, dans la série de Yenon et al. [264], à propos de 62 cas de LVBP traités par voie laparoscopique, la fréquence de l'empierrement n'excédait-elle pas les 8%.

De même dans les séries de Tranter [247], Waage et al. [257], la prévalence des lithiases cholédociennes multiples était de l'ordre de 15%.

Nos résultats se rapprochent, cependant, de ceux de la série de Koffi et al. [138] faite en milieu ivoirien et où l'empierrement cholédocien s'est révélé chez 20% de la population porteuse de LVBP.

Ces différences de fréquence sont à rapprocher de la variation de la sécrétion biliaire de cholestérol d'une population à l'autre, ainsi que des variations de la vitesse de vidange vésiculaire. L'effet de l'ethnie traduit, vraisemblablement, l'existence de facteurs génétiques mais aussi et surtout, de facteurs d'environnement particulièrement alimentaires.

2) FACTEURS DE RISQUE :

Les facteurs de risque d'empierrement cholédocien se superposent à ceux de toute formation calculeuse au niveau des voies biliaires principales.

Les calculs se distinguent en cholestéroliques et pigmentaires et les facteurs favorisant leur formation varient en conséquence.

❖ Les facteurs favorisant la lithiase cholestérolique sont :

- Âge : l'âge moyen de nos patients était de 70.84 ±11.37 ans avec des extrêmes allant de 19 à 95 ans. Le pic de fréquence se situait à la 7ème décennie.

Ces constatations épidémiologiques sont sensiblement comparables à celles rapportées par la plupart des études références.

Ainsi, dans l'étude de Bouchallouf [35], qui comprenait 170 patients, le pic maximum de fréquence se situe à la 7ème décennie ; il en est de même pour Karsenti et al. [133] où les patients avaient en moyenne 78 ± 10 ans.

Cependant, l'étude de Moreaux [171] a rapporté une moyenne d'âge légèrement moins élevée aux alentours de 60.1 ± 13.9 ans.

Sannouchi [213], Mazlout et al. [165] situent également le pic de fréquence vers la 6ème décennie dans une étude ayant inclus 125 patients pour l'un et 514 pour les autres.

Il n'en demeure pas moins que toutes ces études s'accordent avec notre travail sur le fait que l'incidence et la prévalence des lithiases cholestéroliques augmentent avec l'âge.

Cette augmentation est approximativement linéaire, si bien que, certaines études telles que celles de Acalovschi [2], Bartoli et al. [15], Davion et al. [73] et bien d'autres [77, 87, 88, 105, 136, 222, 241] suggèrent qu'il puisse y avoir un plateau autour de 70 et 80 ans.

- Sexe : notre population était à nette prédominance féminine. En effet, les femmes représentaient plus de 73% de nos patients et le sex-ratio était de 0.35.

Au-dessous de 50 ans, la prédominance féminine était plus marquée (6 femmes/ 0 hommes) et elle s'est modérée avec l'âge, particulièrement entre 70 et 80 ans où le sex-ratio était de 0.6 ; ce qui concorde avec les données de la littérature qui rapporte :

Dans la série de Ayari et Caroli [1] sur 18 patients porteurs d'empierrement cholédocien, une prédominance féminine au taux de 77.7% avec un sex-ratio de 0.28.

Dans la série de Bouchallouf [35] sur 28 malades porteurs d'empierrement cholédocien, une prédominance féminine au taux de 78.5% avec un sex-ratio de 0.27.

Dans la série de Shemech et Czerniack [224] sur 20 malades porteurs de lithiases multiples du cholédoque, une prédominance féminine au taux de 65 % avec un sex-ratio de 0.53.

Dans la série de Le Neel et al. [147] sur 35 porteurs d'empierrement cholédocien, les femmes représentaient 80% de la cohorte avec un sex-ratio de 0.25.

Cette plus grande fréquence calculeuse chez la femme, s'atténuant après l'âge de la ménopause, suggère le rôle prépondérant des hormones sexuelles.

En effet, ces dernières, bien que ne modifiant ni la sécrétion biliaire de cholestérol, ni le pool des acides biliaires, jouent un rôle sur la motricité vésiculaire [75].

La paroi vésiculaire possède des récepteurs spécifiques des oestrogènes et de la progestérone qui contribuent sous l'effet hormonal à la stase biliaire.

Cette stase est d'autant plus importante que les modifications hormonales sont plus accentuées favorisées par les grossesses et la contraception orale [2, 15, 73, 77, 87, 88, 105, 136, 222, 241] expliquant, en partie, la fréquence de l'empierrement chez nos patientes dont plus de 94% d'entre elles avaient un passé obstétrical surchargé.

- Obésité : elle se reflète au travers des différentes études comme l'un des facteurs de risque les plus constants de la maladie lithiasique étant associée à une sursaturation biliaire en cholestérol.

Aussi, les obèses soumis à un régime amaigrissant rapide ont-ils un risque de 11 à 26% de développer une lithiase biliaire. En effet, avec la perte rapide de poids, l'index de saturation s'accroît avec une réduction de la synthèse des acides biliaires, mais aussi une réduction de la vidange vésiculaire [17].

Dans notre étude, l'obésité n'était notée que chez 4.6% de nos patientes ce qui est nettement en deçà des chiffres énoncés par l'étude de Taieb [238] qui a estimé l'association obésité-formation calculeuse à 22% dans la société algérienne prise comme référence en raison des similitudes des habitudes alimentaires.

Cette différence ne peut être expliquée que par l'existence d'écueils dans le recueil des informations ayant servi de support à notre travail (l'index de masse corporelle n'a pas été évalué).

- Dyslipidémie : L'hypertriglycéridémie augmente le risque de lithiase biliaire par le biais d'une augmentation de la secrétion biliaire de cholestérol [21].

Ceci ne semble pas se confirmer dans notre étude puisque 1.9% seulement de nos patients porteurs d'empierrement cholédocien sont dyslipidémiques.

Ce fait s'explique par la sous évaluation de ce risque vu l'absence de bilan lipidique systématique chez tous nos patients.

- Diabète : Les études de cohorte concernent des populations composées de 1 000 à 3 000 sujets. Parmi les travaux récents, ni Safer, en Tunisie (1 123 personnes) [210], ni le Groupe d'étude romain pour l'épidémiologie et la prévention de la lithiase biliaire (2 325 personnes) [109], ni Caroli-Bosc dans le Sud de la France (1 754 personnes) [49], ni Coehlo au Brésil (1000 personnes) [65] n'ont retrouvé de prévalence accrue du diabète chez les patients porteurs de lithiase biliaire. Ces résultats négatifs peuvent être expliqués par le trop faible échantillon de patients diabétiques recrutés. Toutefois, dans la plus grande étude regroupant 29 739 sujets, seule l'analyse univariée a montré une association avec le diabète, mais l'influence de la surcharge pondérale n'a pas été évaluée [9].

Dans notre étude, le diabète s'est associé à la formation calculeuse dans 36.44% des cas suggérant une relation de causalité entre ces deux états pathologiques.

Plusieurs hypothèses physiopathologiques ont été proposées pour expliquer une lithogenèse accrue au cours du diabète. La saturation en cholestérol de la bile dépend de la synthèse de celui-ci et de la concentration en sels biliaires solubilisateurs. Le rôle de la stase est important. Les études analysant la composition de la bile chez les diabétiques ont des résultats controversés.

L'augmentation de saturation de la bile en cholestérol n'a pas été retrouvée par tous les auteurs [74]. L'analyse du volume vésiculaire réalisée par Chapman chez 271 diabétiques et 277 témoins a montré une augmentation chez les diabétiques de tous types et chez les porteurs de lithiase. L'analyse multivariée a montré que seul le diabète de type 2 était un facteur de risque indépendant d'augmentation du volume vésiculaire [59]. La motricité vésiculaire a été incriminée.

En comparant le volume et la fraction d'éjection vésiculaire de 24 diabétiques et de 19 témoins étudiés par échographie, Hahm a montré que le volume vésiculaire était plus grand chez les diabétiques, et que sa motilité était diminuée lorsqu'il existait par ailleurs une neuropathie autonome [114]. Celle-ci altère la réponse motrice aux stimuli tels que les repas gras et la perfusion de cholécystokinine, par possible anomalie des récepteurs vésiculaires de l'hormone, ou par le biais d'une atteinte des muscles lisses [223]. L'ensemble de ces anomalies prédispose à la stase, à la formation et à la croissance des lithiases [114].

- Régime alimentaire et activité physique : un régime alimentaire hypercalorique, riche en acides gras polyinsaturés favorise la formation calculeuse, a contrario, l'effet préventif d'un régime riche en fibres végétales a été rapporté dans plusieurs études, notamment celle de Zarski [266].

Aussi, un régime riche en calcium et en vitamine C associé à une consommation régulière mais modérée de café et d'alcool semble-t-il conférer un pouvoir protecteur [2, 15, 77, 87, 88].

Notre étude, n'ayant pas inclus d'analyse détaillée des habitudes alimentaires de la cohorte prise à l'étude, ne nous permet pas d'avancer d'hypothèses quant à l'implication de ce facteur de risque dans la genèse de l'empierrement cholédocien.

La pratique régulière d'une activité physique modérée permet, également, de diminuer significativement le risque lithiasique par le biais d'une augmentation de la contraction et donc de la vidange vésiculaire.

Les patients de notre étude, étant pour plus de 38% âgés de plus de 75 ans, représentent une population peu encline à pratiquer une activité physique quotidienne et donc susceptibles de manifester une hypomotilité vésiculaire subséquente.

- Ethnie et facteurs génétiques : la prévalence de la formation calculeuse varie selon le pays et l'éthnie.

Elle est très faible en Afrique noire (0.5%) et au contraire très élevée au Chili ou chez les indiens du sud ouest des Etats-Unis (80% chez les indiens Pimas).

Ces variations ethniques sont dues à des facteurs génétiques mais aussi à des facteurs d'environnement, en particulier, les habitudes alimentaires (consommation importante de certains légumes, comme les haricots au Chili) [21]. D'autre part, il existe une prédisposition génétique chez les parents de premier degré de patients lithiasiques [214]. Cependant, les facteurs de susceptibilité génétiques sont restés jusqu'à présent inconnus chez l'homme à l'exception d'un polymorphisme de l'apolipoprotéine E [23].

Dans notre série, l'hérédité lithiasique a été constatée chez 3.7% des patients.

- Maladies prédisposant la formation calculeuse :
  - Maladies de l'iléon terminal (maladie de Crohn, résection chirurgicale): multiplient par deux à trois le risque lithiasique par malabsorption des acides biliaires en diminuant la secrétion biliaire et en entraînant une sursaturation de la bile en cholestérol [2, 67, 73, 86, 87, 88, 105, 141, 144,164].
  - Mucoviscidose avec insuffisance pancréatique : la prévalence lithiasique est augmentée au cours de cette affection en raison d'une malabsorption des acides biliaires liée à l'atteinte pancréatique [73, 87, 105].
  - Lésion médullaire : la section haute de la moelle épinière est associée à une incidence élevée de lithiase biliaire probablement liée à une stase vésiculaire par dysfonction du système nerveux autonome [77].

Aucune pathologie prédisposante n'a été rapportée dans notre série.

- Facteurs de risque iatrogène : plusieurs médicaments ont été incriminés dans la genèse lithiasique comme : Ceftriaxone, Colestyramine, Clofibrate, Octréotide, Oestrogènes et ce en augmentant la saturation de la bile en cholestérol [76, 137].

L'empierrement cholédocien des patients de notre série ne peut être expliqué, même en partie, par la participation de composante iatrogène.

❖ Les facteurs favorisant la lithiase pigmentaire : la lithiase pigmentaire se subdivise en noire et brune et les facteurs favorisant varient en conséquence :

- Les calculs pigmentaires noirs : la prévalence de ces calculs est augmentée au cours : des maladies hémolytiques chroniques (drépanocytose, thalassémie majeure...) par augmentation de la secrétion biliaire de bilirubine non conjuguée et des cirrhoses hépatiques par un mécanisme non encore élucidé [21].

Aucun de nos patients ne présentait de terrain favorable aux calculs pigmentaires noirs et aucun d'entre eux n'en a présenté.

Les calculs pigmentaires bruns : se sont manifestés chez 0.9% de nos patients ce qui correspond à un cas survenant chez un patient au passé de lithiase vésiculaire et de la VBP traitée par anastomose bilio-digestive.

Ces données concordent avec ceux de la littérature qui considère que ce type de lithiase est rare et que la stase et l'infection biliaire jouent un rôle fondamental dans sa formation surtout après anastomose bilio-digestive ou au cours de maladies congénitales des voies biliaires [21].

Dans les pays occidentaux, cette infection est le plus souvent secondaire à un obstacle au niveau des voies biliaires extra-hépatiques ou plus rarement intra-hépatiques.

En Orient, les calculs pigmentaires bruns développés dans les voies biliaires extra et intra-hépatiques sont presque toujours associés à une infection de la bile par des bactéries d'origine intestinale aérobies et anaérobies [15, 73, 84, 88, 105, 135,153].

II-PHYSIOPATHOLOGIE :

1) *MODE DE COLONISATION CALCULEUSE :*

Les calculs cholédociens résultent de la migration d'un ou de plusieurs calculs vésiculaires dans la voie biliaire principale ou rarement provenant des voies biliaires intra-hépatiques ;exceptionnellement, ils sont autochtones [266] :

❖ Les empierrements cholédociens migrateurs : lorsque les calculs migrent de la vésicule biliaire dans le cholédoque, le passage à travers le cystique peut s'effectuer de deux manières différentes :

- La concrétion passe à travers le cystique au cours d'une ou plusieurs crises de colique, grâce à la pression de la bile lors de la contraction vésiculaire.

La colique cesse une fois le passage accompli et la vésicule se vide.

D'autres concrétions peuvent migrer de façon identique.

- En cas de vésicule biliaire scléroatrophique, la pression due à la rétraction lente de la paroi vésiculaire pousse un ou plusieurs calculs de l'hépatocholédoque, alors que le cystique se dilate lentement. Le calcul avance dans la VBP par un processus semblable à celui d'un accouchement, qui peut se produire d'une manière parfaitement indolore.

De cette façon, des concrétions de taille impressionnante peuvent parvenir dans le cholédoque [124, 254].

Lors du passage de calculs de taille importante, ce processus peut aboutir au tableau caractéristique de calcul du confluent. La région du confluent cystique et de l'hépatique est dilatée par la concrétion et forme une cavité dans laquelle s'ouvrent la vésicule biliaire, l'hépatique et le cholédoque.

Le calcul situé dans cette cavité empêche l'écoulement de la bile hépatique aussi bien que de la bile vésiculaire ; et l'ictère apparaît.

Bien que cette situation soit peu fréquente, elle a une signification pratique importante car, méconnue, elle occasionne souvent une lésion du cholédoque lors de l'opération.

❖ Les empierrement cholédociens autochtones : la lithiase « autochtone » s'observe en Extrême-Orient où elle est favorisée par une infection parasitaire [41].

En Occident, elle survient dans le cadre d'une anomalie congénitale, la maladie de Caroli caractérisée par des dilatations kystiques des canaux intrahépatiques ou complique une sténose biliaire ou une anastomose bilio-digestive chirurgicale [7].

2) CONSÉQUENCES DE LA COLONISATION CALCULEUSE :

Généralement, l'hépatocholédoque se dilate en présence de calculs.

La dilatation commence, en général, même avant que les paramètres chimiques ne s'élèvent [124].

Elle augmente continuellement avec la durée de la lithiase cholédocienne.

Il y a, cependant, des exceptions à cette règle : des concrétions de petite taille flottent librement ne provoquant pas forcément une dilatation.

Chez 16% des lithiases cholédociennes, la VBP n'est pas nettement dilatée ; autrefois, seuls les cholédoques dilatés étaient explorés et les calculs de ce type passaient inaperçus.

Un calibre normal du cholédoque ne permet pas d'exclure la présence de concrétions.

En revanche, une miniscule concrétion enclavée dans la papille peut provoquer une énorme dilatation ; il n'y a aucun parallélisme entre la taille du calcul et l'importance de la dilatation.

Sans aucune exception, la dilatation affecte toujours toute la longueur de l'hépatocholédoque, très souvent mais pas toujours, elle atteint les voies biliaires intra hépatiques.

Les autres conséquences de la cholédocolithiase dépendent de l'éventuelle apparition d'une infection et de l'importance que prend l'inhibition de l'écoulement.

Tant que ces deux facteurs sont absents ou modérés, il n'y aura pas forcément de perturbation importante.

Lors d'une infection sévère des voies biliaires favorisée par la stagnation de la bile, apparaissent des infiltrats inflammatoires de la paroi du canal, une perte des fibres élastiques et une fibrose progressive. Dans 75% des cas, la bile est infectée, le plus souvent par des germes aérobies comme *Esherichia coli*, *Streptococcus fœcalis* et *Klebsiella aerogenes* ; il y a souvent plusieurs germes.

L'évolution de l'infection est souvent subclinique, dans 29% seulement des cas, il y a des manifestations caractérisés par de la fièvre et des frissons.

À ce stade, la vésicule est généralement rétractée et dans 95% des cas, elle contient des concrétions. La vésicule biliaire est rarement fonctionnelle en cas de choledocolithiase, sauf s'il s'agit uniquement de calculs pigmentaires.

Une cholestase importante peut apparaître accompagnée de coliques qui se manifestent pour des pressions supérieures à 25 mmHg.

Lorsqu'une telle cholestase persiste pendant un certain temps, elle a des conséquences importantes sur le métabolisme des acides biliaires, l'élimination de la bilirubine, les lipides plasmatiques et la fonction hépatique.

On sait, depuis 1912, que le cholestérol plasmatique est élevé chez les patients atteints de cholestase et que cette augmentation concerne surtout le cholestérol libre.

En effet, tous les lipides plasmatiques, y compris les triglycérides et les phospholipides, sont dans la circulation sanguine [266]. Si cette situation persiste, l'hyperlipémie peut provoquer des xanthomes douloureux, surtout au niveau des paupières (xanthélasma), des paumes des mains et des plantes des pieds ; les douleurs proviennent des dépôts xanthomateux sur les nerfs périphériques.

Les conséquences de la cholestase sur le foie sont rapides. Les premières réactions histologiques surviennent après 12 à 20 j et comportent des infiltrats leucocytaires, lymphocytaires et plasmocytaires périportales, ainsi que des proliférations de canalicules biliaires. Progressivement, apparaissent des irrégularités des voies biliaires.

Sur le plan fonctionnel, des perturbations notables des hépatocytes apparaissent rapidement ; la prothrombine diminue ainsi que l'albumine sérique, les transaminases augmentent signant la cytolyse.

Certaines cholédocolithiases entraînent une augmentation des phosphatases alcalines, signe qui peut manquer en cas de calculs flottants. Il en va de même pour la bilirubine sérique.

Plus l'infection bactérienne est importante, plus l'apparition des lésions hépatiques est précoce.

Les autres conséquences dépendent de l'apparition d'une occlusion totale permanente ou passagère ; en cas d'obstacle partiel, une choledocolithiase même multiple peut parfois être parfaitement asymptomatique.

Si une obstruction totale passagère ou durable survient, un ictère apparaît nécessairement, souvent même en cas d'obstruction partielle.

Mais une obstruction incomplète, même grave, ne s'accompagne pas toujours d'ictère.

Les conséquences physiologiques de l'interruption complète du cycle entéro-hépatique perturbent en particulier (figure : 31):

- L'excrétion du cholestérol qui diminue avec l'intensité de l'obstruction.
- Le taux de synthèse des acides biliaires qui diminue car le 7 α hydroxylase est inhibé. L'inhibition de l'acide cholique est plus prononcée que celle de l'acide chénodésoxycholique. Il se forme moins de conjugués de glycine et plus de conjugués de taurine.
- Le pool des acides biliaires qui diminue, en partie à cause de la réduction de la synthèse et en partie parce qu'une portion importante du pool passe dans le sang et les tissus [124, 234]. Ainsi, en dépit du retour très réduit voire absent des acides biliaires vers le foie, le mécanisme de rétrocontrôle n'est pas activé.
- La concentration des acides biliaires dans le sérum qui augmente considérablement et peut atteindre des valeurs 60 fois supérieures à la normale.
- La concentration des acides biliaires dans les tissus qui augmente également.

Leur accumulation provoque le prurit dont souffrent les patients [124, 234].

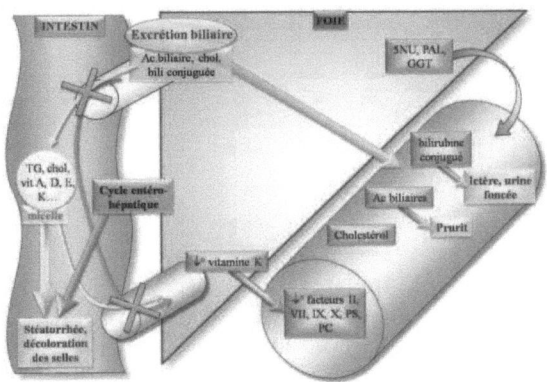

Figure : 31 : Schéma récapitulatif du syndrome cholestatique [28]

En cas d'occlusion totale, la circulation intra hépatique est interrompue.

Les acides biliaires n'atteignent plus le duodénum. La resorption des graisses est perturbée par le manque de formation de micelles.

Il faut noter que 14% de tous les calculs cholédociens ne provoquent jamais de signes de stase biliaire.

L'ictère du calcul cholédocien unique ou multiple est typiquement intermittent, une poussée ictérique peut durer de quelques heures à plusieurs semaines.

Il n'existe pas de rapport entre le degré de dilatation et la durée de l'obstruction.

III-CLINIQUE :
1) SIGNES FONCTIONNELS ET GÉNÉRAUX :

Dans notre série, les antécédents hépato-biliaires ont été retrouvés chez 25.23% de nos patients ; la symptomatologie biliaire était, par conséquent, inaugurale chez 74.77% d'entre eux ce qui concorde avec les travaux de Shemesh et Czerniack [224] où 80% des patients avaient présenté une symptomatologie hépato-biliaire d'emblée maximale et invalidante conduisant au diagnostic.

Les symptômes à type de douleur, fièvre et ictère sont soit isolés, soit associés de façon variable soit successifs dans le temps sur une période de 24 à 72 heures constituant la triade symptomatique classique de Villard ou syndrome cholédocien [201].

Ces symptômes présentent une incidence variable, dans les différentes publications, relatée comparativement à notre étude dans le tableau suivant (Tableau : XXIX).

Tableau XXIX: Fréquence des symptômes dans les études références comparativement à notre travail

	Douleur isolée ou associée	Fièvre isolée ou associée	Ictère isolé ou associé	Triade
Ayari et Caroli [1]	83%	27.5%	50%	44%
Le Neel et al. [147]	63%	34%	34%	34%
Shemesch [224]	10%	/	100%	40%
Bouchallouf [35]	/	/	/	67.6%
Palazzo [187]	>50%	50%	15%	/
Chebbi [61]	95.5%	31%	58.1%	56.7%
Notre série	62.61%	19.62%	10.28%	31.77%

Bien que peu spécifiques, les symptômes révélant l'empierrement cholédocien orientent le diagnostic vers les voies biliaires par leurs caractéristiques:

- La douleur biliaire [18, 43, 44, 87, 107, 205]: est un diagnostic d'interrogatoire, qui doit préciser avec minutie le mode de déclenchement, l'évolution et le siège exact des douleurs, en intégrant la recherche des facteurs de risque de lithiase.

Les faits majeurs à rechercher sont :

- Le début brusque des douleurs qui sont souvent une sensation de tension initiale s'amplifiant rapidement (en moins d'une heure) pour devenir parfois très intenses, mais toujours permanentes, sans renforcements paroxystiques ; faits se confirmant dans notre série ;
- Le siège épigastrique haut sous l'extrémité inférieure du sternum dans 2/3 des cas ; ce

n'est que dans 1/4 à 1/3 des cas que la douleur biliaire siège dans l'hypochondre droit ; contrairement aux constatations de notre série où ce siège est prédominant dans 92.5% des cas ;

- La douleur peut parfois se situer au voisinage de l'ombilic, en arrière, ou plus rarement dans l'hypochondre gauche. La douleur biliaire irradie souvent vers la pointe de l'omoplate, le rachis ou l'épaule droite ;
- La durée de la douleur biliaire est en moyenne de deux à quatre heures, toujours supérieure à 15-30 minutes. Lorsque la douleur dure plus de six heures, on doit soupçonner une cholécystite aiguë ou une pancréatite ;
- La douleur biliaire entraîne une gêne inspiratoire ; elle bloque l'inspiration profonde ; la régression de la douleur peut être spontanée, généralement progressive, mais parfois très rapide. Elle est habituellement obtenue sous l'action des antispasmodiques.

Dans les deux cas, un endolorissement peut persister pendant plusieurs heures.

Pendant la crise, les malades sont agités, à la recherche d'une position antalgique. Des vomissements sont observés dans deux cas sur trois (plus de la moitié des cas dans notre série) qui peuvent être abondants et orienter à tort vers une symptomatologie d'occlusion intestinale aiguë.

- La fièvre succède à la douleur, s'élève à 39-40°C et il apparaît un ictère (jaunisse) par obstruction de la voie biliaire principale dans les 24 à 48 heures suivant le début algique. Il est associé à des urines foncées et à des selles décolorées ce qui concorde avec notre étude respectivement dans 18.7 et 5.6% des cas.

Le risque vital est réel d'après Palazzo [187] vu qu'une septicémie peut compliquer ces manifestations angiocholitiques et entraîner un collapsus cardiovasculaire probablement lié aux toxines bactériennes ou une insuffisance rénale liée au collapsus, ou à des lésions rénales d'origine infectieuse ; cet état de fait a concordé avec deux de nos patients qui ont présenté un état de choc septique ayant nécessité une réanimation médicale.

2) SIGNES PHYSIQUES :

L'examen clinique apporte peu d'éléments probants :

- Une vésicule distendue palpable est observée dans moins de 10 % des cas dans l'étude d'Erlinger [87], uniquement perceptible chez des sujets maigres ; fait confirmé dans notre série puisque 3.7% seulement de nos patients étaient concernés contre 6.7% dans la série de Chebbi [61];

- Le signe de Murphy associe une douleur provoquée de la région vésiculaire à l'inspiration profonde à une inhibition inspiratoire. Il n'est pas spécifique et peut même être observé en cas de troubles fonctionnels intestinaux coliques ;
- Une hépatomégalie à bord mousse témoin de la cholestase est retrouvée dans 5% des cas de la série Chebbi [61] ce qui concorde avec sa fréquence dans notre série ;
- Un subictère et/ou des urines foncées peuvent être observés dans les 12 à 24 heures qui suivent la crise faisant suspecter la migration d'un calcul dans la voie biliaire principale.

D'après l'étude d'Erlinger [87], l'ictère est isolé et n'est pas précédé de douleurs ou de fièvre chez 10 à 15 % des patients porteurs de LVBP.

Pour Anciaux [7], la lithiase cholédocienne est anictérique dans environ 30% des cas ; alors que dans la série Chebbi [61], sa fréquence est de l'ordre de 41.7% ce qui est relativement en deçà des chiffres retrouvés dans notre série où l'empierrement cholédocien dépourvu de manifestations ictériques est l'alternative la plus fréquente avec un taux d'occurrence de l'ordre de 58%.

Walter [258] et Chabrol [53] expliquent ce fait par la nécessité d'une cholédocite ou d'une poussée inflammatoire pour que soit entravée la filtration de la bile à travers les calculs.

En effet, il suffit de trouver une surface de passage de 3 mm^2 environ et à chaque niveau pour que la bile s'écoule normalement ; ce qui explique la bonne tolérance de certains empierrements [204].

Toutes ces constatations cliniques nous poussent à admettre le caractère polymorphe de la symptomatologie de l'empierrement cholédocien et l'absence de toute spécificité dans ses manifestations.

Les lithiases cholédociennes multiples doivent, de ce fait, être systématiquement recherchées quelque soit le tableau clinique sous lequel se manifeste la lithiase biliaire.

3) EXAMENS COMPLÉMENTAIRES :
a) Biologie :

Elle est peu ou pas contributive au diagnostic mais elle est importante pour l'appréciation de l'état général du patient d'autant plus qu'il est candidat à la chirurgie.

❖ Bilan hépatique : il peut confirmer la rétention biliaire ou témoigner de l'atteinte de l'intégrité de la membrane hépatocytaire en montrant :

- Une cholestase : dûe à l'absence de sécrétion biliaire par l'interposition des lithiases sur le trajet extra-hépatique des voies biliaires ; cette cholestase est présente dans deux tiers des cas dans la série de Le Neel et al. [147] et plus de 54% des cas de notre série.

Elle entraîne une élévation :

* Des tests de dommage cellulaire : avec une augmentation :

- Des phosphatases alcalines, constamment selon Anciaux [7] mais chez 67.3% seulement de ceux explorés dans notre série.

Bien que ce dosage ne soit pas spécifique des maladies hépatobiliaires, il reste selon plusieurs études sensible [42, 213].

- Des gamma glutamyl transférases parallèlement à celle des phosphatases alcalines orientant le clinicien vers une maladie du foie ; toutefois, l'absence de spécificité de l'élévation des GGT justifie une démarche très rigoureuse afin d'en connaître l'étiologie [191].

- De la 5'nucléotidase, dont le dosage n'a pas été pratiqué dans notre série bien que sa spécificité hépatique lui confère une valeur discriminante face à une hyperphosphatasémie qui peut être d'origine hépatique, osseuse, placentaire ou intestinale [64].

* Des tests d'altération fonctionnelle de la sécrétion biliaire : avec une augmentation :

- De la bilirubine à prédominance conjuguée surtout en cas d'ictère mais sans véritable valeur étiologique selon Sannouchi [213].

- Des lipides et plus spécifiquement une hypercholestérolémie en partie liée à une augmentation de synthèse de cholestérol, et à l'apparition d'une lipoprotéine anormale, la lipoprotéine X [82]. Cependant, la cholestérolémie n'a été dosée que chez 16 patients de notre série et ne s'est révélée supérieure à la normale que chez 37.5%.

Une cholestase importante et prolongée peut entraîner un défaut d'absorption de la vitamine K qui est liposoluble. Ce déficit en vitamine K est responsable d'un allongement du temps de prothrombine par défaut de synthèse des facteurs de coagulation dépendants de la vitamine K (facteurs II, VII, IX, X), sans déficit du facteur V[60] ; ce qui a été le cas de 8.6% des patients de notre série.

- Une cytolyse aiguë: caractérisée par une augmentation des transaminases.

Cette augmentation a été rapportée comme modérée dans 80% des cas de la série d'Anciaux [7] et pouvant atteindre, occasionnellement, 10 à 50 fois la normale ; par contre, dans notre série, la cytolyse n'a été constatée que chez 59% des patients explorés témoignant de la prise en charge à un stade plus précoce de la population faisant l'objet de notre étude.

- Bilan pancréatique : recherche une complication majeure de l'empierrement cholédocien représentée par la pancréatite aiguë qui peut se manifester de façon non spécifique par une hyperamylasémie [122] comme l'a été le cas pour 9 de nos patients sans qu'une atteinte pancréatique ne soit effective.

❖ Bilan rénal : l'étude de l'uricémie et de la créatinémie est d'un intérêt capital pour la conduite thérapeutique.

En effet, le rapport présenté au XVIème congrés de l'association tunisienne de chirurgie [140] associe l'hyperuricémie et l'hypercréatinémie dans respectivement 49 et 35% des angiocholites aigûes lithiasiques ; imposant, par conséquent, une prise en charge rapide et efficace.

Dans notre série, cette association se fait aux taux de 73 et 26% respectivement pour l'hyperuricémie et l'hypercréatinémie.

❖ Bilan infectieux : la numération formule sanguine traduit l'infection par une hyperleucocytose avec polynucléose souvent présente dans l'étude d'Anciaux [7] et présente dans 52% des observations de la série Le Neel et al. [147] comportant 35 cas d'empierrement cholédocien.

Ces résultats concordent avec ceux de notre série où plus de 49% des patients avaient des chiffres de globules blancs> 10000/mm³.

La vitesse de sédimentation peut être accélérée selon Erlinger [87] et elle l'a été dans tous les cas où elle a été effectuée dans notre série (12.14% des cas).

b) Imagerie :

Les données morphologiques fournies par les différentes explorations orientent vers le diagnostic d'empierrement cholédocien en mettant en évidence des calculs situés dans la VBP.

❖ Radiographie de l'abdomen sans préparation : est réalisé en décubitus et centré sur l'hypochondre droit.

Son intérêt se limite actuellement à la détection des calculs radio-opaques dans l'aire hépatobiliaire qu'il met en évidence dans 20 % des cas environ [266] ; ces chiffres sont, dans notre série, bien en deçà avec une fréquence de visualisation de l'ordre de 3%.

Ceci est dû au fait qu'une teneur en calcium dépassant les 4 % du poids de la lithiase est requise pour sa visibilité radiologique.

Les calculs radio-opaques représentent 10 à 30 % de l'ensemble des calculs. La calcification est plus fréquente en cas de calcul pigmentaire (50 %) qu'en cas de calcul cholestérolique

(15%) [251] dont la prédominance dans notre série (99% des cas) explique les difficultés de visualisation.

❖ Echographie abdominale : c'est l'examen habituel demandé de première intention vu sa simplicité, son innocuité, son prix de revient et sa répétitivité.
Elle montre le calcul vésiculaire avec une sensibilité de 90 à 98% [77, 24], et ses complications : épaississement de la paroi vésiculaire dans la cholécystite, dilatation de la voie biliaire principale ou des voies biliaires intra-hépatiques.
Elle visualise mal le pancréas et le duodénum.
Les signes échographiques du calcul de la voie bilaire principale, généralement, et du cholédoque, spécifiquement, sont :

- Dilatation le plus souvent modérée des voies biliaires intra-hépatiques et de la voie biliaire principale, présente dans 80 % des cas lors d'un épisode d'angiocholite, beaucoup plus rarement dans les autres cas [89], ce qui semble se confirmer dans notre série avec une fréquence de 61.7% de cholédoque dilaté et 69.2% de voies biliaires intra-hépatiques dilatées.

Cette dilatation cholédocienne, significative si ≥ 5 mm pour Lassary [145] peut revêtir autant d'aspects que de significations ; en effet, elle peut être :

  o Complète : pédiculaire, hilaire, intra-hépatique correspondant à un obstacle bas situé ;
  o Incomplète : au-dessus d'un obstacle plus ou moins haut situé ;
  o Asymétrique : quand l'obstacle prédomine sur des canaux hépatiques ;
  o Irrégulière : en cas d'atteinte inflammatoire antérieure.

- Visibilité du calcul dans le cholédoque (image hyper-échogène avec cône d'ombre postérieur). Le signe direct du calcul n'est présent que dans 25 % des cas selon Ernst [89], dans 13% des cas de la série de Le Neel et al. [147] et dans 50 à 75% des cas de la série Sanjay [212].

Dans notre série, les calculs cholédociens sont repérés dans 65.42% des cas mais l'empierrement n'est évoqué que dans 20.56% des cas ce qui représente un taux de détection relativement important en comparaison avec la série de Chebbi [61] faite en 1993 où l'empierrement n'a été suspecté que dans 4.66% des cas.
Cette différence dans la sensibilité de l'examen échographique ne peut être expliquée que par l'amélioration de la qualité technique de l'échographie abdominale et de la disponibilité d'opérateurs rodés à ce genre d'exploration.
Cependant, plusieurs études s'accordent sur le fait que le diagnostic échographique de l'empierrement cholédocien reste difficile et que la sensibilité chute considérablement à cette

occasion ainsi que lorsque les calculs sont de petite taille, et que la voie biliaire n'a pas pu être explorée dans sa totalité [105, 244].

❖ Scanner abdominal : la nouvelle génération de scanners (scanners multicoupes ou scanners multibarettes) présente un triple avantage : rapidité d'acquisition, amélioration de la résolution spatiale avec l'obtention de coupes millimétriques et épaisseur de coupe variable à partir d'une seule et même acquisition. L'inconvénient majeur de cette technique est l'utilisation de produits de contraste iodés néphrotoxiques par voie intraveineuse, à prendre en considération dans une population vieillissante et fragile [146].

Pour la recherche des calculs de la voie biliaire principale et notamment du cholédoque, la réalisation d'une acquisition avant injection est indispensable, le calcul pouvant se présenter sous forme d'une hyperdensité spontanée intracanalaire. Cette acquisition sans injection permet également d'étudier tout l'environnement et objective calcifications du pancréas, hémorragie, complications duodénales, présence de lithiases intra-hépatiques et permet même de rechercher un diagnostic différentiel.

Bien que les dernières générations de scanners permettent une imagerie possédant une excellente résolution spatiale, la détection des calculs cholestéroliques peut s'avérer parfois délicate (résolution en contraste médiocre de la TDM). Cette technique parce que non invasive reste une alternative très intéressante pour le diagnostic de calculs cholédociens mais elle n'a de valeur que positive.

Une étude comparative de la sensibilité du scanner au diagnostic de lithiases cholédociennes multiples est exposée dans le tableau suivant (Tableau : XXX).

Tableau XXX : Sensibilité du scanner dans les études références comparativement à notre travail

Séries	Patients	Technique	Sensibilité
Soto et al. [229]	51	Avec produit de contraste biliaire oral	92
Ishikawa et al. [127]	45	Avec produit de contraste biliaire I.V	71
Polkowski et al. [195]	50	Avec produit de contraste biliaire I.V	85
Jimenez Cuenca et al. [129]	40	Sans produit de contraste	80
Neitlich et al. [180]	51	Sans produit de contraste	88
Notre série	107	Avec produit de contraste biliaire I.V	8.33

Il apparaît donc, clairement, que les performances du scanner dans la détection de l'empierrement cholédocien, dans notre série, sont très inférieures à celles de toutes les études références.

Ces résultats peuvent être expliqués par la tendance, dans notre série, à n'avoir recours à ce type d'exploration que lorsqu'un diagnostic différentiel est fortement évoqué et non comme éventuel suppléant à l'échographie vu l'inadéquation du rapport sensibilité/coût de ce type d'exploration comparativement à l'échographie.

❖ Écho-endoscopie : utilise une sonde d'échographie située au bout d'un endoscope : elle explore la tête du pancréas et les voies biliaires à travers la paroi duodénale.

C'est un examen non invasif, mais nécessitant une anesthésie générale et de ce fait il ne peut s'envisager comme une technique de routine.

La jonction bilio-pancréatique et l'ampoule de Vater font également l'objet d'une analyse détaillée [251].

L'échoendoscopie est l'examen le plus sensible (avec l'opacification des voies biliaires) dans la détection de calculs de la VBP. Sa sensibilité et sa spécificité sont supérieures à 95% selon plusieurs études référence [45, 177,195, 198, 199, 237].

L'échoendoscopie est grevée d'une morbidité quasi nulle mais nécessite un opérateur confirmé.

Cette exploration, bien que très intéressante dans la détection des empierrements cholédociens ne fait pas partie de notre étude car non disponible dans notre centre.

❖ Bili-IRM : La bili-IRM est une imagerie non invasive qui permet d'analyser les voies biliaires dans leur état physiologique sans administration de produit de contraste, elle donne des images comparables à celles obtenues par des méthodes plus invasives comme la cholangiographie rétrograde [11, 12, 206].

Les calculs sont diagnostiqués en bili-IRM quand une image ronde, ovalaire ou à contours irréguliers en hyposignal est identifiée à l'intérieur du cholédoque dilaté ou non dilaté.

De nombreuses études ont été réalisées montrant une haute sensibilité et une haute spécificité pour détecter les lithiases cholédociennes (de 90 à 100%) [206, 230].

Malgré ses qualités dans l'exploration du cholédoque, il n'existe pas encore de consensus dans le rôle précis de cette technique diagnostique [255].

Cependant, dans notre étude, son utilisation a été requise dans un cas et a permis d'écarter le diagnostic de maladie de Caroli.

❖ La cholangio-pancréatographie rétrograde endoscopique (CPRE): est une technique de référence dans le diagnostic et le traitement des affections bilio-pancréatiques.

Ses indications se sont modifiées : la CPRE est maintenant rarement utilisée pour ses applications diagnostiques en raison des performances obtenues par les autres méthodes diagnostiques (échographie, scanner, IRM, échoendoscopie) ; elle précède le plus souvent un geste thérapeutique endoscopique.

Elle reste, cependant, un examen de recours en cas de problème diagnostique non résolu par les autres méthodes [151].

Dans différentes publications [29, 92], le taux d'échec de la CPRE varie de 5 à 30% et les complications représentent un risque de 3 à 7% avec une mortalité de 0.2 à 3%.

Un opérateur inexpérimenté échoue quatre fois plus qu'un opérateur entraîné et cause deux fois plus de complications [92].

Dans notre étude, toutes les CPRE pratiquées (au nombre de 5) l'ont été pour lithiases cholédociennes résiduelles ouvertes et avaient un double but :

- Diagnostique confirmant les lithiases résiduelles et

- Thérapeutique permettant un geste de sphinctérotomie endoscopique marqué d'échec dans un seul cas.

Par ailleurs, aucune complication n'a été relatée.

IV- *FORMES CLINIQUES :*

1) FORMES ASYMPTOMATIQUES ET/OU DE DÉCOUVERTE PER OPÉRATOIRE :

Il nous paraît pertinent de souligner d'emblée le fait que la majorité (plus de 79%) des empierrements cholédociens de notre série n'a été reconnue qu'en per opératoire et ce pour deux raisons principales :

- Le polymorphisme clinique et l'absence de symptomatologie propre à l'empierrement.

- La nécessité d'opérer les patients porteurs d'une lithiase vésiculaire et/ou cholédocienne sans recourir à d'autres examens pour mieux apprécier le nombre de calculs.

Il a donc suffit que la clinique et l'échographie soient évocatrices d'une lithiase vésiculaire et que des signes indirects de LVBP tels que la dilatation de l'hépatocholédoque soient présents pour récuser la pratique d'autres explorations et décider de l'intervention.

Cette conduite unanimement adoptée dans les publications traitant des lithiases biliaires [77, 87, 124, 220, 224] explique la tendance marquée à la découverte per opératoire de cette forme de lithiase.

L'empierrement cholédocien asymptomatique est, quant à lui, difficile à préciser. Dans notre série, un seul cas de découverte fortuite au décours d'une laparotomie exploratrice pour tumeur colique a été rapporté soit dans 0.9% des cas alors que les études concernant les lithiases biliaires parlent de 30% de formes asymptomatiques.

Cette absence de symptomatologie a été expliquée par Erlinger [87] et Gay-Depassier [105] par le fait que les calculs, quel que soit leur nombre, peuvent flotter librement dans le cholédoque et ce n'est que lorsqu'ils se bloquent au niveau de la partie étroite de l'ampoule de Vater qu'ils deviennent cliniquement parlants.

2) FORMES SYMPTOMATIQUES :

a) Forme typique :
C'est la forme comportant la triade caractéristique détaillée précédemment dans notre étude.

b) Formes atypiques :

❖ Forme anictérique : retrouvée dans plus de 89% des cas dans notre série alors que sa prévalence dans la série de Chebbi [61] comportant 74 cas était de 58% et dans celle d'Anciaux et al. [7], elle n'était d'environ que de 30%.

Dans ce cas, les calculs sont découverts :

• À l'occasion d'une douleur biliaire non suivie d'ictère ; que cette douleur soit isolée comme chez 33.64% de nos patients concordant avec les résultats des séries de Bouchallouf [35] et de Sannouchi [213] oscillant entre 22.4 et 35.5% des cas, ou fébrile comme chez 19.62% des cas de notre série, 20.6% de ceux de Bouchllouf [35] et 37.6% de ceux de Sannouchi [213].

• À l'occasion d'accès fébriles intermittents accompagnés de frissons, rarement dans les différentes séries [35, 213] et chez aucun de nos patients.

• À l'occasion de la constatation d'anomalies des tests hépatiques.

Lors de l'exploration systématique des VBP et du cholédoque au cours d'une cholécystectomie [21].

❖ Forme ictérique : traduit le syndrome rétentionnel et oriente vers la VBP en se manifestant :

• Soit de façon isolée comme dans 0.9% des cas de notre série, 4% de la série Chebbi [61] et 10% de la série d'Anciaux et al. [7] posant ainsi un problème de diagnostic différentiel avec une étiologie néoplasique d'autant plus que le caractère intermittent peut manquer et l'ictère être permanent,

• Soit associée à la douleur biliaire comme dans 9.3% des cas de notre série et 24% de ceux de la série Chebbi [61].

c) Formes compliquées :

❖ Angiocholite : l'angiocholite est une infection du contenu de la voie biliaire principale. Cette infection complique presque toujours un obstacle à l'écoulement de la bile.

Dans plus de 90 % des cas, l'angiocholite est due à une lithiase de la voie biliaire principale [102].

Une étude comparative de sa fréquence de survenue dans l'empierrement cholédocien est rapportée dans le tableau suivant (Tableau : XXXI).

Tableau XXXI : Fréquence de survenue de l'angiocholite aiguë dans les études références comparativement à notre travail

Séries	Patients	Fréquence (%)
Le Neel et al. [147]	35	34
Shemech et al. [224]	20	40
Bouchallouf [35]	28	17.6
Chebbi [61]	74	29.7
Notre série	107	23.36

Il s'agit, donc, d'une complication fréquente et potentiellement grave [165].

En effet, d'un point de vue clinique, l'angiocholite se manifeste dans sa forme typique par la triade de Charcot associant : une douleur à type de coliques hépatiques, une fièvre élevée d'apparition brutale, souvent associée à des frissons, et de manière retardée un ictère cholestatique.

Chez les personnes âgées, les formes graves d'emblée sont fréquentes et se traduisent par un tableau de septicémie, associant choc et insuffisance rénale aiguë.

Syndrome confusionnel et trouble de la conscience sont fréquents dans ce contexte et compliquent parfois le diagnostic [102, 132, 225].

Biologiquement, il existe une cholestase associée à un degré plus ou moins important d'élévation de la bilirubine, une hyperleucocytose à polynucléaires neutrophiles. Une cytolyse avec élévation des transaminases est fréquente à la phase aiguë de constitution de l'obstruction biliaire.

La biologie peut mettre en évidence une complication : insuffisance rénale d'abord fonctionnelle puis rapidement organique (ionogramme sanguin et urinaire, créatinémie), thrombopénie septique, pancréatite aiguë.

Des hémocultures sont souvent positives et mettent en évidence des germes d'origine digestive.

L'imagerie repose sur l'échographie en première intention. L'échographie peut montrer une lithiase vésiculaire, une dilatation de la voie biliaire principale et confirmer avec une sensibilité de 30 à 50 %, la présence de calculs de la voie biliaire principale.

Le scanner montre généralement des signes indirects biliaires comme la dilatation de la voie biliaire.

Deux examens sont performants pour mettre en évidence des lithiases de la voie biliaire principale et du cholédoque avec une sensibilité supérieure à 90 % : la cholangio-IRM et l'écho-endoscopie.

Ces deux examens sont rarement réalisables en urgence chez un malade dont l'état hémodynamique et infectieux est parfois instable.

L'échoendoscopie, compte tenu de son caractère invasif, peut être réalisée immédiatement avant une cholangiographie rétrograde endoscopique avec sphinctérotomie endoscopique biliaire [249].

❖ **Fistules biliaires internes** : Les fistules biliaires internes sont une complication rare mais grave de la lithiase biliaire [4, 50].

Sa rareté est confirmée dans la série de Hess et al. [124] où un taux de 0.7% sur 2410 opérations pour lithiases a été rapporté. Dans notre série, par contre, bien que rares, les fistules internes ont été observées chez 12 % de nos patients.

Dans la majorité des cas, elles sont diagnostiquées de façon fortuite vu qu'elles donnent rarement une symptomatologie clinique [150].

La formation de ces fistules est dans 90% des cas la conséquence d'une cholécystite chronique qui, par érosion progressive de la paroi adjacente, entraîne une communication entre les voies biliaires et un autre élément anatomique [50].

❖ **Péritonite biliaire** : Les péritonites biliaires sont définies par l'existence d'un épanchement de bile dans la grande cavité péritonéale provenant des voies biliaires extra- ou intrahépatiques et s'accompagnant d'une réaction aiguë imposant un geste chirurgical urgent.

Il s'agit d'une éventualité peu fréquente, de l'ordre de 1.4 à 3.7% dans les séries Beyrouti et al. [27] à propos de 39 cas et Erlinger [87] ; et de l'ordre de 0.9% dans notre série.

La gravité de la péritonite tient à l'association de plusieurs facteurs de mauvais pronostic, notamment la toxicité de l'épanchement biliaire, la surinfection par des germes souvent multiples et surtout la survenue chez des sujets âgés et tarés.

Sur le plan clinique, le tableau diffère selon le mode d'installation de la péritonite et de son étiologie :

- La péritonite biliaire par perforation d'une vésicule lithiasique représente le tableau le plus franc avec une contracture abdominale apparue dans 86.66% des cas de la série Grati et al. [108] à propos de 15 cas et dans le seul cas survenant dans notre série.
Il peut s'agir, également, de défense ou de sensibilité abdominale diffuses ou généralisées.
- Par ailleurs, le tableau clinique n'est pas toujours aussi évident, d'autant plus que la péritonite peut se faire par perméation ou diffusion à travers la paroi vésiculaire ou cholédocienne infectée et l'intervention peut être justifiée par une aggravation progressive des signes locaux ou généraux d'une cholécystite aiguë [170], ou enfin devant les constatations échographiques.

❖ Pancréatite aiguë : La pancréatite aiguë est un processus inflammatoire du pancréas caractérisé anatomiquement dans les formes bénignes par un oedème de la glande qui peut évoluer vers une nécrose pancréatique ou péripancréatique témoignant d'une pancréatite aiguë cliniquement sévère mais dont les mécanismes sont inconnus [40].
L'origine biliaire est en cause dans 30 à 40% des cas par migration cholédocienne [163].
Le diagnostic est souvent simple : une douleur abdominale aiguë avec nausées et vomissements, dans un contexte évocateur (lithiase biliaire), fait découvrir une hyperamylasémie [152].
La pauvreté des signes physiques contraste avec la gravité du tableau.
Le recours aux examens morphologiques se suffit à une échographie permettant d'évoquer le diagnostic (hypertrophie du pancréas, hypoéchogénécité en cas d'œdème, visualisation de calculs vésiculaires, calibre de la voie biliaire principale) et à un scanner abdominal représentant la technique de référence pour le diagnostic et l'évaluation de la gravité (lésions pancréatiques, coulées nécrotiques péri-pancréatites) [221, 78, 121].
L'empierrement cholédocien semble, au vu des différentes études, peu générateur de complications pancréatiques ; en effet, la fréquence de cette association n'a été que de 3.7% pour Zerzri [267], 3.5% pour Bouchallouf [35], 1.3% pour Chebbi [61] et 0% pour Shemech et al. [224] à l'instar de notre étude.
Cependant, dans la même période et dans les mêmes conditions, la fréquence de l'occurrence de la pancréatite était de 7.05% pour Bouchallouf [35] et 27% pour Shemech et al [224] devant le diagnostic de LVBP.

❖ Cirrhose biliaire secondaire : Les progrès de l'imagerie et de la chirurgie biliaires ont considérablement fait baisser le nombre des cirrhoses biliaires secondaires dont les étiologies faisaient, autrefois, une belle place aux lithiases cholédociennes impliquant une obstruction permanente des voies biliaires.

Actuellement, les cirrhoses biliaires sont presque uniquement dues à des sténoses iatrogènes, des anastomoses bilio-digestives sténosées ou des obstacles congénitaux à l'écoulement de la bile [124].

Parmi les 60 cas de la série Scobie, 13 étaient dûs à des calculs multiples du cholédoque et sur les 2987 opérations pour cirrhose biliaire secondaire rapportées par Hess et al [124], un seul cas était dû à des cholédocolithiases négligées ; ce qui concorde avec les résultats de notre série où aucun cas de cirrhose biliaire secondaire n'a été rapporté.

L'évolution de la cirrhose est longue et s'étend sur plusieurs années.

La notion de poussées angiocholitiques est évocatrice mais peut manquer. La cholangio-pancréatographie rétrograde endoscopique est l'examen clé pour mettre en évidence l'obstacle et le traiter par sphinctérotomie [124].

d) Formes associées :

❖ Cholécystite aiguë : c'est une lésion inflammatoire aiguë de la vésicule biliaire en rapport habituellement avec l'obstruction du canal cystique par un calcul [71, 266].

Selon El Madani et al. [81], dans une étude effectuée sur 234 patients porteurs de lithiases vésiculaires symptomatiques, l'association cholécystite - lithiases multiples de la VBP n'a été observée que dans 1.2% des cas.

Dans l'étude de Meduri et al. [166], concernant 125 patients, cette association n'a été retrouvée dans aucun cas bien que 15.2% des patients présentaient un calcul cholédocien unique.

Aussi, dans la série Chebbi [61], cette association récurrente dans 9.4% des cas s'est-elle révélée peu fréquente coïncidant avec les résultats de notre série où 7.4% des patients seulement avaient présenté ce tableau clinique.

Il apparaît, donc, que la lithiase vésiculaire, bien que fréquente dans l'étude de Chebbi [61] (32.4%) comme dans notre étude (30.84%) se révèle rarement, dans le cadre de l'empierrement cholédocien, par des manifestations cholécystitiques.

❖ Dilatation kystique du cholédoque : peut être définie comme étant une ectasie congénitale pseudo anévrysmale des voies biliaires, affection rare dont on dénombre 1500 cas environ à travers le monde [159].

En dehors du traitement chirurgical, l'évolution est défavorable marquée par la survenue d'une cholestase chronique et d'une infection puis de l'installation tardive d'une cirrhose biliaire secondaire [25].

Les complications aigues à type d'angiocholite à répétition, abcès du foie, septicémie, lithiase de la vésicule biliaire et de la dilatation kystique, plus rarement une rupture de la dilatation kystique du cholédoque ou perforation entraînent une péritonite biliaire [159].

L'association dilatation kystique – lithiases multiples du cholédoque a été rapportée dans 2 cas sur 8 dans la série de Faïk et al. [94] et dans un cas sur 7 dans celle de Ait Taleb et al. [3]. Dans notre série, cette pathologie n'a pas été observée bien qu'une autre pathologie congénitale caractérisée par des dilatations kystiques des voies biliaires intra-hépatiques : la maladie de Caroli [19, 48] ait été suspecté mais non confirmée à l'exploration opératoire.

e) Formes anatomiques :

L'empierrement cholédocien peut siéger à un niveau quelconque du cholédoque ; cependant 2 formes doivent être différenciées du fait de leur implication dans les manifestations cliniques :
- L'empierrement cholédocien de la portion libre du cholédoque : c'est la forme la plus fréquente, souvent asymptomatique sauf si une cholédocite y est associée.
- L'empierrement cholédocien du bas cholédoque ou enclavé dans l'ampoule de Vater : fréquemment symptomatique à l'origine d'ictère permanent pseudo-néoplasique [26, 220].

f) Formes étiologiques :

❖ Empierrement cholédocien formé par migration de calculs vésiculaires :

En Occident, plus de 90% des LVBP proviennent de la migration de calculs vésiculaires à travers le canal cystique [35, 179, 201].

Dans notre série, 85% des empierrements cholédociens ont été constitués de la sorte.

Cette association est d'autant plus fréquente que l'âge est avancé et que le diamètre du canal cystique est plus important par le fait d'une migration antérieure de microcalculs vésiculaires [35, 125, 246].

❖ Empierrement cholédocien associé à des lithiases intra-hépatiques:

l'association de lithiases intra et extra-hépatiques est un aspect habituel dans différentes études [66] ; cependant, le mode de répartition des calculs est variable :
- Tantôt, les calculs intra-hépatiques sont d'origine extra-hépatique :
    o Les calculs flottent librement dans les voies biliaires et parviennent dans le foie par leur poids lorsque le patient est couché,

- o En cas de calculs cholédociens très nombreux, les concrétions en amont sont poussées dans les voies biliaires intra-hépatiques par les nouveaux calculs qui migrent dans le cholédoque ; dans les cas extrêmes, une panlithiase, un empierrement des voies intra et extra-hépatiques peut s'observer,
- o Les calculs cholédociens peuvent être poussés dans les voies biliaires intra-hépatiques soit par la pression d'une cholangiographie à la seringue, soit par des manipulations instumentales [124];
- Tantôt, les calculs intra-hépatiques peuvent migrer et créer une lithiase extra-hépatique. Ceci est surtout évident au cours des dilatations congénitales des canaux segmentaires.

L'importance de cette forme étiologique réside dans sa difficulté de visualisation même par une cholangiographie per opératoire nécessitant le recours à la cholédocoscopie et à l'échographie per opératoire expliquant la fréquence de sa méconnaissance [100].

Dans la série de Bouchallouf [35], l'association lithiases intra et extra-hépatiques a été rapporté dans 1.7% des cas ce qui coïncide avec les résultats de notre série où empierrement cholédocien et lithiases intra-hépatiques n'ont été retrouvés simultanément que dans 1.8% des cas.

❖ Empierrement cholédocien « autochtone » : la lithiase « autochtone » (lithogenèse in situ) est exceptionnelle.

Il est rare que les empierrements cholédociens naissent sur place :

- La lithiase « autochtone » s'observe, plus volontiers, en Extrême-Orient où elle est favorisée par une infection parasitaire (les parasitoses digestives dominent : distomatose et surtout ascaridiose) [112]. Dans ce cas, l'atteinte cholédocienne est dominante avec des lithiases de volume parfois considérable à l'origine de l'empierrement [41].

Dans notre série, aucun cas d'empierrement n'a été occasionné par une parasitose.

La stase et l'infection suffisent, parfois, à créer les conditions nécessaires à la formation calculeuse [87, 213] comme rapporté chez un patient de notre série.

- En Occident, la lithiase « autochtone » survient dans le cadre d'une anomalie congénitale telle que la maladie de Caroli caractérisée par des dilatations kystiques des canaux intrahépatiques [83], ainsi que sur des voies biliaires pathologiques (cholangite sclérosante) ou traumatisées par un traitement antérieur (dysfonctionnement d'une anastomose bilio-digestive) [83] comme observé dans un cas de notre série.

V- STRATÉGIE DIAGNOSTIQUE :

L'attitude diagnostique vis-à-vis des LVBP et a fortiori de l'empierrement cholédocien ne fait pas consensus dans les différentes études référence ; cependant, une certaine démarche se dégage comme la plus fréquemment adoptée préconisant un échelonnement particulier des explorations : l'échographie reste une méthode simple et facilement accessible. Elle doit être réalisée systématiquement et en première intention chez tous les patients suspects d'empierrement, ne serait-ce que pour affirmer ou infirmer l'existence d'une dilatation des voies biliaires.

La sensibilité de l'échographie est insuffisante pour éliminer une LVBP en cas d'échographie négative [6]. En revanche, la spécificité est excellente et si l'échographie retrouve un calcul de la VBP, il n'est pas nécessaire alors de réaliser d'examen d'imagerie complémentaire pour mieux apprécier le nombre exact des calculs. Par ailleurs, elle est parfois limitée par le météorisme intestinal et l'obésité qui réduisent la transmission des ultrasons, situations fréquemment rencontrées au cours de la pancréatite biliaire.

La tomodensitométrie a une meilleure sensibilité que l'échographie et sera particulièrement utile chez les patients peu échogènes ou lorsque la VBP et le bas cholédoque sont totalement inaccessibles à l'échographie. Comme pour l'échographie, la spécificité, sous réserve de savoir reconnaître les quelques pièges pouvant générer des faux positifs, est excellente, permettant de surseoir à toute autre exploration lorsqu'un calcul est décelé par la tomodensitométrie. Sa sensibilité n'est cependant pas suffisante pour exclure un calcul lorsque la tomodensitométrie est négative [5, 139].

La cholangiographie par IRM et l'écho-endoscopie sont les techniques les plus performantes pour le diagnostic de calculs surtout multiples de la VBP. La cholangiographie par IRM offre des nombreux avantages, elle est totalement non invasive, elle fournit une cartographie précise de l'ensemble de l'arbre biliaire, tout à fait similaire à celui obtenu par cholangiographie directe [10].

À condition d'ajouter aux séquences cholangiographiques des séquences en pondération T1 avec injection de Gadolinium et des séquences morphologiques de type T2 rapide, elle fournit une exploration globale du foie, de l'arbre biliaire et du pancréas qui permet de détecter d'autre pathologie de la sphère hépatique, biliaire ou pancréatique.

Cependant, la cholangiographie IRM est moins performante que l'écho-endoscopie pour la recherche de calcul enclavé au niveau de l'ampoule de Vater.

L'écho-endoscopie est la technique la plus sensible pour la détection de calcul, la sensibilité ne dépend pas de la taille des calculs contrairement à celle des autres techniques d'imagerie

[185]. Ses performances sont équivalentes à celles du cathétérisme rétrograde pour le diagnostic de LVBP, mais avec une moindre morbidité [72, 185].

En revanche, elle explore moins bien les voies biliaires intra-hépatiques et le hile hépatique. Bien entendu, cet examen est beaucoup plus invasif puisqu'il nécessite une anesthésie générale.

En cas de suspicion de LVBP voire d'empierrement cholédocien, trois situations cliniques doivent être distinguées :

- Patient sans antécédent chirurgical avec vésicule en place ;
- Patient avec antécédents de cholécystectomie mais pas de chirurgie de la voie biliaire principale ;
- Patient aux antécédents de chirurgie biliaire et en particulier d'anastomose bilio-digestive.

Des situations cliniques particulières par leur gravité méritent, également, d'être individualisées.

1) VÉSICULE BILIAIRE EN PLACE :

Lorsque l'on suspecte une migration lithiasique plus ou moins compliquée d'empierrement chez un patient sans antécédent de chirurgie biliaire ou vésiculaire, le rôle du radiologue est de conforter par l'examen échographique les données cliniques et biologiques évoquant une migration lithiasique [102].

Un des premiers points à vérifier est la présence de calcul dans la vésicule. Cette recherche doit être méticuleuse si aucun calcul n'est immédiatement visible. On s'aidera de sonde à haute fréquence et de manœuvre positionnelle.

En effet, en l'absence de calcul vésiculaire, une migration lithiasique reste possible (migration d'un calcul vésiculaire unique) mais sa probabilité est faible. L'absence de calcul dans la vésicule devra faire rechercher une autre cause d'obstruction et de stase biliaire et en particulier une tumeur de la région ampullaire ou une pathologie non biliaire.

Lorsque des calculs vésiculaires sont retrouvés en échographie, le radiologue s'attachera à rechercher une dilatation des voies biliaires intra-hépatiques et extra-hépatiques, la mesure du canal hépatique commun au croisement de l'artère hépatique doit être réalisée de manière précise.

Puis, qu'il existe ou pas une dilatation, l'échographie devra rechercher avec insistance un calcul du bas cholédoque. Pour cela, il est indispensable de s'aider de manœuvre positionnelle, d'utiliser les variations inspiratoires du patient afin de dégager la portion rétro-pancréatique et péri-ampullaire du bas cholédoque. La mauvaise sensibilité de l'échographie ne permettant pas d'éliminer le diagnostic de LVBP lorsqu'elle est négative.

Les éléments fournis par l'échographie (présence de calculs vésiculaires, signes éventuels de cholécystite, dilatation de la voie biliaire principale) vont aider le clinicien, en association avec les données cliniques et biologiques, pour déterminer si l'épisode aigu, douloureux, du patient est lié ou non à un problème de migration lithiasique.

De nombreux scores peuvent être calculés à partir des données échographiques, biologiques et cliniques. Ces scores tiennent généralement compte de l'âge, de la présence de calcul vésiculaire de moins de 10 mm, d'une voie biliaire à plus de 10 mm, d'une cholécystite, pour déterminer la probabilité de LVBP faisant suspecter l'empierrement cholédocien en pré-opératoire. D'autres scores associent les données échographiques aux perturbations des tests hépatiques.

Les standards de qualité, mis en place par les sociétés savantes de chirurgie en France, sont censés imposer la réalisation d'une cholangiographie directe (ou d'une échographie per-opératoire) pendant toute cholécystectomie. Si la cholangiographie per opératoire est effectivement réalisée de manière systématique, la recherche pré-opératoire de calculs cholédociens et leur dénombrement n'est pas indispensable.

Ceci permet d'éviter la multiplication des examens pré-opératoires lorsque les données cliniques, biologiques, et échographiques sont concordantes et fortement suspectes de calculs uniques ou multiples du cholédoque par migration lithiasique. L'échographie est alors la technique d'imagerie nécessaire et suffisante posant l'indication opératoire.

Mais, lorsque données cliniques et biologiques ne sont pas typiques, que les patients sont peu échogènes, ou que la cholangiographie per-opératoire n'est pas parfaitement maîtrisée et/ou systématiquement réalisée par l'équipe chirurgicale, une exploration morphologique précise de la voie biliaire en pré-opératoire s'impose. La cholangiographie par IRM est à ce stade l'examen non invasif le plus performant.

Dans les formes graves d'emblée se manifestant par une angiocholite aigue, la réalisation d'un scanner en urgence avec acquisition sans et après injection d'iode en l'absence d'insuffisance rénale, est tout à fait licite.

La tomodensitométrie détectera facilement les complications (abcès, pancréatite) ou rattrapera un diagnostic clinique erroné en mettant en évidence un diagnostic alternatif [102].

2) ANTÉCÉDENTS DE CHOLÉCYSTECTOMIE :

Chez les patients aux antécédents de cholécystectomie, le problème est très différent, puisque les examens pré-thérapeutiques doivent déterminer si le patient doit bénéficier ou non d'une cholangio-pancréatographie rétrograde avec sphinctérotomie [185].

Le risque non négligeable d'un tel traitement (pancréatite, complication infectieuse, complication hémorragique de la sphinctérotomie) justifie que l'existence d'un ou plusieurs calculs de la VBP soient formellement individualisés pour indiquer ce geste [72, 185, 197].

Si l'échographie ne permet pas de mettre en évidence un calcul dans la VBP, d'autres explorations d'imagerie sont indispensables.

Chez les sujets peu échogènes, et lorsque l'on n'a pas pu explorer correctement la VBP et le cholédoque, la réalisation d'une tomodensitométrie est une méthode simple et rapide qui permet dans certains cas de confirmer l'existence d'un calcul. Néanmoins, les examens de référence dans cette circonstance sont la cholangiographie IRM et l'écho-endoscopie.

L'écho-endoscopie offre l'avantage de pouvoir être réalisée immédiatement avant une éventuelle CPRE qui ne sera indiquée que si l'écho-endoscopie retrouve un calcul. C'est la stratégie qui doit être adoptée lorsque la suspicion de calcul est forte [185].

Au contraire, lorsque la suspicion de calcul est plus faible, il est préférable de réaliser une cholangiographie par IRM beaucoup moins invasive qui, même si sa sensibilité est un peu moins bonne que l'écho-endoscopie, permet d'éliminer avec une excellente valeur prédictive négative le diagnostic de calculs de la VBP.

3) ANTÉCÉDENTS DE CHIRURGIE DE LA VOIE BILIAIRE PRINCIPALE :

La dernière circonstance concerne les patients ayant des antécédents de chirurgie de la VBP et en particulier d'anastomose bilio-digestive.

Chez ces patients, l'empierrement cholédocien peut faire suite à la stase biliaire et à l'infection chronique qui favorisent la formation de matériel intracanalaire.

En cas d'angiocholite, les patients ont un tableau infectieux dominant, souvent grave, avec septicémie associée à une cytolyse et à une cholestase anictérique ou pas. Les douleurs sont souvent frustes parfois à type de pesanteur de l'hypochondre droit.

L'échographie, qui doit être réalisée en première intention, ne retrouve pas toujours de dilatation des voies biliaires, car la ou les sténoses sont parfois incomplètes. La cholangiographie par IRM est devenue l'examen de référence pour explorer ce type de patient [203].

Elle permet une cartographie précise des voies biliaires sus-anastomotiques et de l'anastomose. Elle est indispensable à toute décision thérapeutique, qu'il s'agisse d'une reprise chirurgicale ou d'un drainage biliaire par voie percutanée.

4) SITUATION PARTICULIÈRE :

La pancréatite aiguë est une situation clinique particulière qui offre de multiples options en fonction des données clinico-biologiques, échographiques, et scannographiques.

En cas de pancréatite aiguë d'allure biliaire [156], l'échoendoscopie, en raison de sa valeur prédictive négative extrêmement élevée [177] est l'examen de choix.

Si une LVBP est diagnostiquée à l'échoendoscopie, indépendamment du nombre de calculs retrouvés, une SE peut être proposée avant la cholécystectomie laparoscopique programmée avant la sortie de l'unité de soins, quand les conditions d'une extraction laparoscopique de la LVBP ne sont pas réunies (expertise du chirurgien, VBP large, absence de cholécystite aiguë sévère, calcul non enclavé dans l'ampoule de Vater).

En cas de pancréatite aiguë grave avec signes d'obstruction biliaire vue dans les 48 premières heures, la SE doit être réalisée [197].

Si elle est vue plus tardivement, il est préférable de vérifier par une échoendoscopie préalable la persistance du calcul, afin de ne pas rajouter les risques propres d'une CPRE diagnostique inutile à cette situation déjà grave [185].

5) STRATÉGIE DIAGNOSTIQUE ENTREPRISE:

Dans notre série, l'attitude diagnostique a été influencée, non seulement par le tableau sémiologique et les caractéristiques inhérents aux patients (terrain, antécédents de cholécystectomie et de chirurgie de la VBP), mais aussi et surtout par la disponibilité des moyens d'exploration morphologiques et de cure thérapeutique.

En effet, l'échoendoscopie et la bili-IRM n'ont pas représenté une exploration alternative envisageable de façon courante chez la plupart de nos patients vu leur disponibilité limitée et leur rapport efficacité/coût bas.

Ainsi, l'attitude préconisée devant un tableau clinique évocateur a consisté en une exploration échographique de première intention fréquemment suffisante pour poser l'indication opératoire mais plus rarement pour porter le diagnostic d'empierrement cholédocien d'autant plus si celui-ci siège au niveau du tiers distal de la VBP, probablement en raison de l'interférence avec les gaz duodénaux [224, 263].

L'échec a, donc, été constaté dans 75% des cas de la série de Shemech [224] et 95% de la série Chebbi [61] bien que dans notre série, l'échographie ait été plus performante n'échouant à porter le diagnostic que dans 49.53% des cas.

Par contre, lorsque la vésicule biliaire est alithiasique ou extraite et que le diagnostic de LVBP est incertain, la CPRE a permis d'avancer vers le diagnostic d'empierrement comme confirmé par les travaux de Wurbs [263] où la CPRE a été considérée comme l'examen de choix dans cette indication.

La tomodensitométrie et la bili-IRM n'ont été nécessaires, dans notre série, que devant une suspicion de complication (pancréatite ou angiocholite) ou de pathologie associée.

La CPRE n'a, quant à elle été de mise que dans un cadre à la fois diagnostique et thérapeutique chez des patients antérieurement cholécystectomisés et porteurs de lithiases résiduelles.

VI- TRAITEMENT :

1) BUT ET PRINCIPE :

Le but du traitement de l'empierrement cholédocien est triple :

- Traiter l'infection biliaire souvent associée [142].

- Assurer la vacuité de la voie biliaire principale et des voies biliaires intra-hépatiques en réalisant l'extraction de tous les calculs.

- Supprimer la source de la lithiase en cas de lithiase secondaire en réalisant une cholécystectomie [236].

Du fait du nombre important de calculs en cas d'empierrement cholédocien, la hantise du calcul oublié a conduit, durant des années, les chirurgiens à réaliser des interventions visant à minimiser voire éradiquer ce risque.

Le principe même du traitement en a pris un caractère particulier le différenciant de celui de la LVBP paucicalculeuse en s'associant à la pratique systématique d'interventions de drainage biliaire interne dit de sécurité [61].

Au fil des années, l'avènement de nouvelles méthodes d'exploration des voies biliaires et surtout l'apparition d'une novelle conception pluridisciplinaire du traitement de la lithiase biliaire a permis de simplifier le traitement de l'empierrement cholédocien lui faisant perdre sa particularité pour rejoindre celui de n'importe quelle LVBP [61].

Bien que le principe du traitement des calculs de la VBP soit immuable, les méthodes thérapeutiques y menant, autrefois, exclusivement chirurgicales, sont diverses et variées.

2) MÉTHODES :

a) Traitement médical :

La prise en charge médicale diffère dans deux situations :

* Les patients opérés à froid : la prise en charge nécessite une appréciation de l'état général et des fonctions vitales afin de s'assurer de l'absence d'éventuels troubles de l'hémostase telle

que la baisse du taux de prothrombine corrigée par l'administration de vitamine K et de classer les patients selon la classification ASA estimant le risque anesthésique.

* Les patients présentant un tableau angiocholitique : leur prise en charge inclut :

- Un traitement des perturbations métaboliques : il vise à obtenir un équilibre nutritionnel et hydroélectrique satisfaisant. La prévention ou la correction d'une déshydratation est assurée par un apport d'eau et d'électrolytes en quantités adaptées aux données des examens cliniques et biologiques.

Le maintien d'une fonction rénale correcte repose sur la correction des anomalies circulatoires et hydro électrolytiques, le recours à l'épuration extra-rénale est parfois nécessaire.

- Un traitement de la douleur par des antalgiques de niveau 1 ou 2 et des antispasmodiques,

- Un traitement des troubles de l'hémostase par une vitaminothérapie K1 par voie intraveineuse,

- Une lutte contre l'infection par une antibiothérapie à large spectre à élimination biliaire, actifs contre les germes digestifs et administrés par voie parentale ; secondairement adaptée à un antibiogramme réalisé soit à partir d'hémocultures, soit d'un prélèvement per opératoire de la bile vésiculaire) [250],

L'antibiothérapie doit couvrir toutes les bactéries intestinales, incluant les germes communs: *Esherichia coli* (39%), *Klebsiella* (54%), *Entérobacter* (34%), *Entérococcie* (34%), *Streptococcie D*.

Cette fréquence d'occurrence bactérienne est confirmée dans notre série avec 55.5% pour *Klebsiella* et 33.3% pour *Esherichia coli*.

Schématiquement, en pathologie biliaire le prescripteur souhaite une concentration suffisante d'antibiotiques dans le sang (traitement des septicémies et bactériémies), dans la cavité péritonéale, mais aussi dans la paroi vésiculaire, la bile vésiculaire et la bile cholédocienne.

En effet, les complications septiques post opératoires ont bien été corrélées à la présence de germes dans la bile [68, 111, 134, 207].

Les données de la littérature permettent de tracer le profil d'activité théorique vis-à-vis des bactéries le plus souvent responsables d'infections biliaires définissant plusieurs groupes d'antibiotiques [31] :

- Premier groupe avec plus de 90 % de souches sensibles : uréido-pénicillines, imipenème et thiamphénicol.

- Deuxième groupe : entre 50 et 60 % de souches sensibles : pénicillines **A**, céphalosporines de 1ère génération, de 2ème génération et de 3ème génération, aminosides, quinolones, tétracyclines.

- Troisième groupe : molécules dont le spectre d'activité est étroit et concerne moins de 50 % des souches : macrolides, lincosamides, synergistines, vancomycine, acide fusidique, novobiocine, pénicillines du groupe G, pénicilline du groupe M, la cefsulodine (Pyocefal*), les rifamycines, les dérivés 5 nitro-imidazolés.

La place des nouveaux antibiotiques dans le traitement de première intention des infections biliaires graves reste mal codifiée. Cependant en confrontant les deux types de données bactériologiques et pharmacocinétiques, les uréido-pénicillines semblent trouver leur meilleure indication.

Si le choix se porte sur une céphalosporine, trois d'entre elles possèdent une diffusion bien adaptée : la céfoperazone, le céfotetan, la ceftriaxone; mais une association à un aminoside reste alors souhaitable en raison des "trous" bactériologiques.

Ainsi, notre série se conforme-t-elle à ces recommandations et préconise-t-elle la triple association : céphalosporine de 3ème génération+aminoside+métronidazole qui a pris le pas sur celle de l'association : βlactamines+aminoside +métronidazole.

- Un traitement du choc : la séquence des événements hémodynamiques indique clairement que l'hypovolémie joue un rôle fondamental dans le déclenchement du choc infectieux; donc le premier objectif thérapeutique doit être la restauration de la masse sanguine et l'augmentation de celle ci autant qu'il est nécessaire, mais toujours sous surveillance permanente de la PVC qui doit rester inférieure à 10 cm d'eau car le risque d'œdème pulmonaire est réel [14].

Ce traitement est fondé principalement sur le remplissage vasculaire en utilisant :

- Plasma frais congelé.
- Sang surtout si Hb < 30% (culot globulaire).
- Albumine : lutte contre l'hypoalbuminémie secondaire au choc septique et maintient une pression oncotique normale pour diminuer le risque d'œdème aigu du poumon.
- Colloïdes : Plasmagel, Dextran.
- Cristalloïdes : sérum salé hypertonique utilisé qu'en cas de désordres hydroélectriques et acido-basiques.

Si les signes de choc persistent et que la pression veineuse centrale (PVC) s'élève au dessus de 15 cm d'eau, cela témoigne d'une incompétence myocardique nécessitant le recours aux drogues cardio et vasoactives :

- Dopamine (2-5mg/kg/mn) :

Augmente la contractilité intrinsèque myocardique et la fréquence cardiaque.

Vasodilatation au niveau rénal et splanchnique.

Vasoconstriction modérée des vaisseaux musculaires et cutanés.

- Dobutamine :

Action inotrope positive prédominante,

Peu d'effet tachycardisant,

Pas de dilatation rénale.

b) Traitement chirurgical :

Le traitement chirurgical de la lithiase biliaire s'est lentement perfectionné au cours des dernières décennies ; puis on a assisté à une véritable révolution : la coelioscopie qui a pris en quelques années la place de la chirurgie traditionnelle, devenant ainsi le *gold standard* dans le traitement de la lithiase des voies biliaires [173].

❖ Contre-indications à la chirurgie: elles sont, en fait, des contre-indications anesthésiques.

Celles-ci sont devenues rares, lorsqu'il est possible de préparer les patients à l'intervention. Elles relèvent d'une évaluation pluridisciplinaire associant le gastroentérologue, le chirurgien et l'anesthésiste.

Les contre-indications absolues sont l'insuffisance cardiaque décompensée, l'infarctus du myocarde récent, les troubles de la coagulation.

Chez les patients à haut risque chirurgical, les méthodes endoscopiques constituent une alternative à la chirurgie.

Dans notre série, aucun patient n'a présenté de contre-indication absolue au geste chirurgical.

❖ La voie d'abord : le patient est installé en décubitus dorsal; l'opéré est abordé chirurgicalement de deux manières :

-Par laparotomie : de façon traditionnelle, l'opérateur se met à droite de l'opéré, avec en face de lui, un aide et un instrumentiste et comme pour toute chirurgie biliaire classique, la voie d'abord d'élection pour la plupart des auteurs est la voie sous costale droite qu'elle soit oblique ou transversale [61, 253].

D'après Garcia-Valdecasas et al. [103], cette voie d'abord offre plusieurs avantages : une solidité de la réparation, un faible retentissement ventilatoire dans les suites opératoires et une bonne exposition du champ opératoire grâce à une valve fixée à un piquet de Toupet ou de Hautefeuille.

De ce fait, elle a été pratiquée chez 96.3% de nos patients.

- Par laparoscopie : l'abord est celui de la cholécystectomie c'est-à-dire avec l'opérateur entre les jambes et mise en place des 4 trocarts, de manière à soulever le foie et à axer les instruments sur le pédicule hépatique [256]. On ajoute un cinquième trocart à l'aplomb du pédicule hépatique qui a pour fonction l'introduction du cholédoscope [168, 176].

❖ L'exploration per opératoire : le temps de l'exploration est fondamental pour toute décision thérapeutique. Cette exploration est :

- Visuelle : permettant d'évaluer l'état de la vésicule biliaire, du foie, du pédicule hépatique et faisant un inventaire complet de la cavité abdominale [35].

Cette exploration attachera une attention particulière à la VBP pour apprécier sa position, sa taille et préjuger de son contenu et des difficultés éventuelles de son abord [61].

- Manuelle : cette méthode est peu sensible et destinée à l'exploration du reste de la cavité abdominale plus qu'à la palpation des voies biliaires vu le risque de transformer une lithiase vésiculaire simple en LVBP [100, 101].

- Radiologique : est le temps essentiel de toute intervention biliaire :

    o *La radiomanométrie* est remplacée par la simple cholangiographie.

La manométrie, quelle que soit la technique utilisée, est abandonnée d'autant que la dyskinésie biliaire est mal connue et son existence mise en doute [93, 120].

La radiomanométrie per opératoire n'a aucune utilité en cas d'empierrement cholédocien car la taille des calculs et leur multiplicité gênent le passage de la drogue et nécessitent des instillations sous hyperpression non physiologiques [252].

    o *La cholangiographie per opératoire* est une étape fondamentale de l'intervention bien que certains auteurs tels que Barrat et Moreaux [13] pensent qu'un empierrement de la voie biliaire permet de s'en dispenser.

Ses objectifs sont de vérifier l'intégrité anatomique de l'arbre biliaire, et de détecter la lithiase la voie biliaire principale [33], elle permet également de découvrir des calculs totalement latents, même dans une voie biliaire fine. Elle a aussi le mérite d'affirmer l'intégrité de la voie biliaire après cholécystectomie [173].

Les résultats de la série de Bouillot et al. [38] concernant 126 malades plaident en faveur de la réalisation systématique d'une cholangiographie au cours de la cholécystectomie d'autant plus qu'elle n'a entraîné aucune morbidité et qu'il n'y a eu aucune complication biliaire post-opératoire.

De ce fait, la cholangiographie per opératoire a été réalisée dans 92% des cas de cette série et dans 67.3% de la nôtre.

Le diagnostic d'empierrement cholédocien n'a, cependant, été porté que dans 50% de la série Chebbi [61] et 61.7% de notre série démontrant la difficulté diagnostique pré-thérapeutique de cette forme de lithiase biliaire.

    o *L'échographie per opératoire* est une technique permettant l'exploration du pédicule hépatique avant toute dissection.

La sonde, placée sur la face antéro-externe du pédicule, permet d'identifier la VBP et les éléments du pédicule.

L'échographie per opératoire est réussie plus souvent que la cholangiographie en moins de temps, sans avoir recours à l'intubation du cystique et avec une meilleure spécificité pour le diagnostic de LVBP [106]. Cependant, ses limites sont représentées par les difficultés de diagnostic des sténoses cholédociennes et une moindre précision dans la visualisation anatomique de l'arbre biliaire [30, 32].

Cette technique d'exploration n'a, cependant, été utilisée chez aucun de nos patients vu l'absence de plateau technique adapté.

❖ La cholécystectomie : c'est le premier objectif de l'intervention.

Par laparotomie ou laparoscopie, l'opération commence par la libération des fréquents accolements périvésiculaires et l'évacuation du contenu vésiculaire, puis le trépied cystique est abordé avec dissection de l'artère et du canal cystique ; ensuite, dans un deuxième temps, la vésicule est décollée de son lit hépatique [13].

Cette technique chirurgicale a été utilisée chez tous nos patients sauf ceux antérieurement cholécystectomisés.

❖ La désobstruction de la VBP : les calculs de la VBP peuvent être extraits soit :

- Par voie transcystique : qui consiste à extraire les calculs de la voie biliaire par le chemin même qu'ils ont suivi pour y entrer.

Cependant, certaines conditions doivent être réunies :

- Le canal cystique doit être suffisamment large et se jeter directement au bord droit de la VBP,
- Les calculs doivent être peu nombreux (en principe pas plus de 2 ou 3), peu

volumineux et localisés dans la partie inférieure du cholédoque, au-dessous de l'abouchement du cystique [190] ; ce qui explique l'absence de son utilisation dans notre série comme dans celle de Le Neel et al. [147].

Il n'en demeure pas moins que dans certaines séries comme celle de Chebbi [61], les empierrements cholédociens ont été, certes, rarement (2.7% des cas) mais entièrement évacués par cette voie sans aucun incident per ou post opératoire.

- Par voie canalaire : c'est la classique cholédocotomie sus-duodénale : elle reste de loin la technique la plus souvent utilisée [13] avec une fréquence de 95.55% dans la série de Chebbi [61] et de 100% dans notre série.

L'incision doit être de taille légèrement supérieure au diamètre de la plus grosse pierre. Il est intéressant, d'après Berthou et al. [22], de la pratiquer verticale et le plus bas possible au niveau du sinus cholédoco-duodénal. Cette position permet la réalisation dans les meilleures conditions d'une bonne anastomose cholédocoduodénale lorsque celle-ci est indiquée.

Certains, comme nous, préfèrent une cholédocotomie transversale.

Ce temps de désobstruction des voies biliaires par voie haute est régulièrement terminé par une exploration instrumentale de la papille dont on juge de la liberté devant le caractère franchissable ou non du sphincter d'Oddi par les pinces à calculs [162].

❖ Le contrôle de la vacuité des voies biliaires : au terme des manoeuvres instrumentales, il est indispensable de vérifier s'il ne reste pas de calculs dans les voies biliaires. On dispose pour cela de deux moyens :

- l'un endoscopique, c'est la cholédocoscopie peropératoire : faite par le biais de deux types d'appareil : le cholédoscope rigide et le cholédoscope souple, tous deux dotés d'un excellent système optique et leurs performances sont comparables.

D'un coût modéré, l'endoscope rigide a l'avantage d'un entretien facile et d'une utilisation simple [110].

Du fait de sa maniabilité et de son plus faible calibre, l'endoscope souple est particulièrement efficace pour l'exploration des voies biliaires intra-hépatiques.

Qu'il s'agisse du modèle souple ou rigide, l'examen se déroule de façon similaire [13].

Dans les LVBP, en général, et dans l'empierrement cholédocien, en particulier, la cholédoscopie per opératoire est d'un grand secours comme cela a été rapporté dans la littérature [110, 128, 160, 216, 226, 260] puisqu'elle permet de :

- Mettre en évidence une lithiase résiduelle dans 11% des cas dans la série de Legrand et al. [148] comportant 200 cas de LVBP, dans 13% des cas de la série Fourtanier [99], 22% des cas de la série Shore et al. [226], 20% des cas de la série d'Ottinger [186], 23%

des cas d'empierrement cholédocien de la série Chebbi [61] et dans seulement 1.9% des cas dans notre série.

- Enlever un doute en confirmant la vacuité des voies biliaires et ce dans 33% de la série de Legrand et al. [148] et 32.7% des cas dans notre série.

Ainsi, la simplicité de cette technique et la modicité de son coût justifient, à notre avis, son emploi systématique

- l'autre radiologique, c'est la classique cholangiographie de contrôle : elle est moins souvent pratiquée depuis le développement de la cholédoscopie [13]. Cependant, elle peut montrer des calculs même si l'interprétation des images radiologiques est difficile gênée par des fuites et des bulles ou par un spasme du bas cholédoque provoqué par l'exploration instrumentale [99].

❖ La terminaison de l'intervention : l'objectif de l'intervention étant atteint, c'est-à-dire l'extraction dûment contrôlée de la totalité des calculs de la voie biliaire principale, il reste à résoudre le problème du traitement de l'ouverture canalaire qui peut se faire par :

- Suture primitive de la voie biliaire : c'est la cholédocotomie idéale qui ne peut être envisagée que devant la certitude d'une désobstruction complète d'une VBP à paroi normale [243]. Selon Chanfault [58], ce procédé est effectué en chirurgie traditionnelle dans 5 à 10 % des cas.

Mais, dans notre série, comme dans la série de Le Neel et al. [147], aucune cholédocotomie idéale n'a été réalisée. Ce fait est expliqué selon Edelman et al. [80] par la crainte de la persistance de calculs résiduels d'autant plus que l'empierrement est une formation multi-calculeuse ; d'ailleurs, dans ces cas particuliers, les lavages répétés de la VBP et les contrôles cholangiographiques ne peuvent jamais donner une certitude absolue de la vacuité de la totalité de l'arbre biliaire, notamment, des voies biliaires intra-hépatiques (les plus difficiles à explorer).

- Drainage biliaire externe : il est assuré par le drain de Kehr. Gage de sécurité, applicable dans toutes les situations, le drain de Kehr a, aussi, l'avantage de permettre un contrôle radiologique postopératoire de la VBP [13].

Après extraction des calculs, un drainage biliaire externe par drain de Kehr est installé dans 60 à 80 % des cas selon Chanfault [58]. Dans l'étude de Koffi et al. [138], il a concerné 30 % de la population étudiée, dans celle de Le Neel et al. [147] 42% ce qui est en concordance avec notre expérience où ce drainage a été effectué dans 40.18% des cas.

- Fermeture primitive de la voie biliaire avec drainage transcystique : cette solution intermédiaire consiste à adjoindre à la fermeture complète de la brèche canalaire la mise en place dans le cystique d'un drain qui joue en quelque sorte le rôle d'une soupape de sécurité.

C'est ce qu'on peut appeler « la cholédocotomie presque idéale ». La fermeture de la voie biliaire associée au drainage transcystique a les mêmes indications que la fermeture primitive de la voie biliaire. Elle est surtout souhaitable en cas de voie biliaire étroite, à paroi fine ou peu épaisse, situation de plus en plus fréquemment rencontrée dans la pratique chirurgicale actuelle. Encore faut-il, pour la réaliser, que le cystique ait une disposition favorable, c'est-à-dire un trajet direct et pas trop long.

Cette solution a deux avantages : en évitant la surpression dans la voie biliaire, elle limite le risque de fuite au niveau de la suture canalaire ; elle permet de faire une cholangiographie postopératoire de contrôle [13].

Le drainage transcystique suppose un certain nombre de pré-requis :

- La taille des calculs de la voie biliaire principale doit être compatible avec celle du canal cystique ;
- Le nombre des calculs à extraire est une limite relative à la voie transcystique. Au-delà de quatre ou cinq calculs, l'option de la cholédocotomie est une alternative plus efficace ;
- La présence de calculs en amont de l'implantation du canal cystique doit faire préférer la cholédocotomie ;
- Un canal cystique court, se jetant sur le bord droit de la voie biliaire principale facilite les manoeuvres d'extraction.

À l'inverse, un canal cystique long, s'implantant sur le bord gauche ou dans le trajet transpancréatique de la voie biliaire principale est une contre-indication à la voie d'abord transcystique [34].

Il en résulte que le drainage transcystique est une éventualité peu fréquente dans l'empierrement cholédocien et ceci se confirme dans la série de Bouchallouf [35] et Chebbi [61] où la fréquence était respectivement de 6.7% et 4.2%.

Dans notre série, le drainage transcystique a été réalisé dans 0.9% des cas seulement.

- Anastomoses biliodigestives : il s'agit d'une entorse à l'anatomie et à la physiologie normale de la voie biliaire puisqu'elle constitue une dérivation du flux biliaire. Elle a sa propre pathologie dominée dans l'immédiat par le risque de lâchage et tardivement par le risque de sténose et de reflux [61].

Les deux anastomoses les plus souvent utilisées sont :

- L'anastomose cholédocoduodénale latérolatérale pratiquée dans 18.91% des cas de la série Chebbi [61] et dans 48.57% des cas de la série Le Neel et al. [147] coïncidant avec les résultats de notre série où elle a été pratiquée à la fréquence de 49.5%.

- L'anastomose hépaticojéjunale terminolatérale sur anse en Y : est également encore justifiée dans certains cas très particuliers : lithiase résiduelle avec rétrécissement de la voie biliaire, sténose d'une sphinctérotomie endoscopique antérieure, calculs intrahépatiques multiples n'ayant pas pu être extraits en totalité, large fistule cholécysto-hépatique où la reconstitution du canal hépatique n'est pas possible, dilatation majeure de la voie biliaire principale faisant discuter une dilatation kystique congénitale, pancréatite chronique associée à la lithiase.

Toutes ces indications ne représentent en fait qu'un faible pourcentage de malades [13] et ceci se trouve confirmé dans notre série où sa fréquence n'était que de 0.9%.

Les indications de ces anastomoses ont beaucoup diminué avec les années pour plusieurs raisons : progrès dans l'exploration peropératoire des voies biliaires, moindre crainte de la lithiase résiduelle, interprétation beaucoup plus critique des prétendus obstacles oddiens fonctionnels ou organiques. Les indications des anastomoses, dites de sécurité, sont actuellement très réduites [13].

Une revue large de la littérature nous a permis de retrouver les fréquences suivantes d'anastomoses bilio-digestives indiquées pour empierrement cholédocien (Tableau : XXXII).

Tableau XXXII : Fréquence des anastomoses bilio-digestives pour empierrement cholédocien dans les études références

Séries	Année	Fréquence (%)
Le Neel et al [147]	1992	58
Chebbi [61]	1993	36.48
Chambon [54]	1985	17.2
Tenière et al [242]	1982	25
Richelme et al [208]	1983	11
Felix [96]	1991	34
Notre série	2006	58.87

- Sphinctérotomie chirurgicale : elle peut avoir un double but : faciliter l'extraction des calculs et supprimer l'oddite qui était supposée associée avec fréquence à la lithiase de la voie biliaire [13].

Les indications actuelles de la sphinctérotomie chirurgicale sont très variables d'un pays à l'autre et d'une équipe chirurgicale à l'autre. Dans l'expérience de Barrat et Moreaux [13], la sphinctérotomie chirurgicale est devenue une technique d'exception parce que l'oddite est exceptionnelle, et parce que la désobstruction de la voie biliaire par voie pédiculaire est possible dans la plupart des cas et moins dangereuse que la désobstruction par voie trans-duodéno-sphinctérienne.

De ce fait, dans notre série, aucun patient n'a bénéficié de cette technique.

❖ La fermeture de la cavité abdominale : se fait que ce soit par laparotomie ou par coelioscopie sur drain sous-hépatique qui doit être enlevé précocement entre le 2e et le 4e jour ; au cas où il y aurait un écoulement biliaire, ce qui est exceptionnel, il faudrait maintenir le drain en place plus longtemps.

En l'absence de complication patente, ces écoulements biliaires ont tendance à se tarir rapidement.

Le drainage biliaire, qu'il soit réalisé par un drain de Kehr ou un drain transcystique, doit être bien fixé à la paroi abdominale pour éviter toute traction sur le drain.

En l'absence de calcul résiduel, le drain peut être clampé le même jour et le malade peut sortir le lendemain, drain en place clampé, inclus dans un pansement. Le drain sera retiré, d'après les études de Barrat et Moreaux [13], seulement quatre semaines environ après l'intervention, au cours d'une consultation ce qui correspond au délai moyen de drainage retrouvé dans notre série et qui varie entre 8 et 38 j.

Cette ablation retardée du drainage, que nous avons adoptée dans notre série, permet d'éviter les complications que l'on pouvait observer après une ablation plus précoce du drainage : soit des douleurs abdominales liées à un minicholépéritoine, soit un véritable syndrome abdominal aigu lié à un cholépéritoine plus abondant qui pouvait conduire à une réintervention.

c) Traitement endoscopique :

La sphinctérotomie endoscopique nécessite le recours à plusieurs types de fibroscopes et surtout à un fibroscope à vision latérale conçu pour cathétériser la voie biliaire.

Son principe consiste à inciser à l'aide d'un courant diathermique appliqué par brèves décharges la papille et le trajet intraduodénal de la VBP.

Elle permet, ainsi, le drainage interne et surtout le passage des calculs préalablement bloqués dans le canal cholédoque [157, 158].

Ses principales indications sont représentées par la lithiase résiduelle de la voie biliaire principale, l'angiocholite grave, la pancréatite aiguë biliaire grave à sa phase initiale et la lithiase cholédocienne symptomatique chez les malades âgés et/ou à haut risque chirurgical [91, 183, 235, 248].

Cette technique a été utilisée par Shemech [224] chez 20 patients porteurs de lithiases multiples de la VBP avec un taux de réussite de l'extraction calculeuse de l'ordre de 5% alors que dans notre série, elle n'a été utilisée qu'en seconde intention chez 5 patients porteurs de lithiases résiduelles avec un taux de réussite de l'ordre de 80%.

Les complications immédiates de la sphinctérotomie endoscopique sont multiples. Certaines, telle la pancréatite aiguë sont imprévisibles. Leur survenue dépend souvent du terrain et de la qualité du geste technique, et donc de l'expérience de l'opérateur [46].

Les complications à long terme de la sphinctérotomie endoscopique réalisée pour LVBP comportent principalement l'angiocholite (1,3 à 4,5 %), la cholécystite aiguë (2,3 à 7 %), la sténose papillaire (1 à 1,5 %), la colique hépatique par lithiase résiduelle, plus rarement le cancer vésiculaire et l'abcès intrahépatique [8, 39, 90, 126, 193, 228, 239, 262, 265].L'étude des complications tardives réalisée par Boytchev et al. [39] complète l'ensemble des études publiées, dans lesquelles le taux des complications tardives varie de 6 à 20 % [8, 39, 90, 126, 193, 228, 239, 262, 265]. Ce taux est faible et la plupart de ces complications a été traitée de façon médicale ou chirurgicale sans morbidité. La mortalité tardive dite « spécifique », c'est-à-dire imputable aux conséquences du geste, apparaît le plus souvent nulle [8, 39, 126, 265].

Ces faits se confirment dans notre série où aucune complication n'a été rapportée.

d) *Autres moyens thérapeutiques :*

❖ Une fragmentation des calculs s'avère parfois nécessaire pour faciliter l'extraction des calculs formant l'empierrement cholédocien.

Cette fragmentation lithiasique peut être réalisé par lithotritie, soit intra-corporelle (mécanique, électrohydraulique, ou à laser pulsé), soit extra-corporelle.

Le traitement percutané devient complémentaire, aidant ou relayant la technique endoscopique [215].

- Lithotritie intra-corporelle : la sonde est placée au contact du calcul pour le fragmenter :

• La lithotritie mécanique : La prise en charge endoscopique des empierrements cholédociens impose habituellement une lithotritie mécanique, impliquant une durée prolongée de procédure et parfois de multiples CPRE ; cependant, elle est efficace dans 76 à 100% des cas [209, 218] mais les résultats doivent être tempérés en fonction de la taille des calculs. Dans l'étude de Schneider [218] portant sur 209 patients, l'efficacité est de 79% pour des calculs supérieurs à 20mm, et de 68% pour des calculs supérieurs à 25 mm.

En dehors de la taille des calculs, la fragmentation dépend aussi de leur consistance ; en effet, de gros calculs friables peuvent être broyés par une anse à panier classique.

• La lithotritie électrohydraulique est une méthode qui reste peu utilisée en dehors de centres spécialisés. Les études publiées sur un nombre limité de cas ont montré une efficacité de 90 à 100% [154, 227].

• La lithotritie par laser pulsé : l'énergie émise par le rayonnement laser est dissipée sous forme de chaleur et d'énergie électro-mécanique. Cette dernière entraîne une rupture diélectrique du calcul. Le contrôle radioscopique en lithotritie laser est particulièrement difficile car la fibre optique est fragile et non radio-opaque. Un contrôle endoscopique direct, malgré toutes ses contraintes est actuellement préférable [215].

- Lithotritie extra-corporelle : elle n'appartient pas directement au traitement endoscopique de la lithiase de la VBP, mais son intérêt est certain. Elle peut être proposée immédiatement après la tentative de lithotritie mécanique endoscopique. L'efficacité varie de 53 à 86% [196].

❖ Le drainage naso-biliaire et le traitement dissolvant : Un drain naso-biliaire doit être systématiquement mis en place afin de prévenir tout risque d'angiocholite lorsque la vacuité de la voie biliaire n'a pu être obtenue au décours de la cholangiographie. L'utilisation d'agents dissolvants en complément du drainage naso biliaire [194] a une efficacité variant de 24 à 36% pour les séries les plus récentes [184, 188]. Les effets secondaires sont fréquents (60 à 67% des cas).

En pratique, ces traitements sont peu utilisés.

❖ Une endoprothèse peut être mise en place de manière temporaire pendant quelques semaines ou quelques mois en alternative à la pose d'un drain naso-biliaire. Cette indication est réservée aux calculs inextirpables ou en cas de troubles de la coagulation empêchant la pratique d'une sphinctérotomie [47].

❖ La sphinctéroclasie : consiste en une dilatation pneumatique de la papille à l'aide d'un ballonnet, suivie de l'extraction des calculs par les techniques endoscopiques habituelles [131, 200].

Une étude prospective bicentrique non randomisée menée par Karsenti et al. [133] portant sur 19 patients a montré que dans le cadre de la prise en charge d'un empierrement cholédocien, la sphinctéroclasie par macrodilatation du sphincter d'Oddi est faisable et n'en augmente pas la morbidité. Elle augmente, par contre, le taux de succès d'extraction des calculs, diminue le temps de procédure et évite le plus souvent de recourir à une lithotritie mécanique.

❖ Traitement percutané : ce traitement ne s'adresse, généralement, pas aux porteurs d'empierrement cholédocien vu que les deux grandes causes d'échec de cette méthode thérapeutique sont prévisibles devant : l'impossibilité de cathétériser la papille (en particulier chez les malades ayant eu une anastomose gastro-jéjunale avec suppression ou fermeture du pylore ou une anastomose hépatico-jéjunale avec interruption de la voie biliaire principale) [8] et les calculs volumineux, multiples et/ou enclavés.

Cette méthode s'adresse plutôt aux patients porteurs de calculs résiduels après une cholécystectomie, constatés lors d'une opacification par un drain biliaire ; ces calculs résiduels étant une véritable hantise pour le chirurgien prenant en charge des lithiases multiples de la VBP [51].

3) INDICATIONS :

a) Si l'on a décidé de traiter la LVBP en général et l'empierrement cholédocien, en particulier, faut-il les traiter par chirurgie ou par sphinctérotomie endoscopique ?

C'est le domaine des études contrôlées par tirage au sort qui ont comparé la chirurgie à la sphinctérotomie endoscopique dans des situations différentes [70, 115, 181, 231, 232, 235, 240]. Ces études ont pris en compte non seulement l'efficacité des traitements mais aussi leurs inconvénients en terme de morbidité, de mortalité et de coût. L'analyse de l'ensemble de ces études semble montrer une supériorité de la chirurgie qu'elle soit par laparotomie ou par laparoscopie par rapport à la sphinctérotomie endoscopique en termes de lithiase résiduelle, de procédures additionnelles, de morbidité biliaire et de coût [236].

b) Si l'on traite par chirurgie, faut-il traiter par laparotomie ou par laparoscopie ?

Pour répondre à cette question, aucune étude contrôlée n'est actuellement disponible et probablement jamais aucune ne sera menée à bien étant donné le « succès incontrôlable» de la chirurgie laparoscopique. Reproduire par voie laparoscopique les gestes traditionnels dans le traitement de la LVBP est reconnu par la communauté chirurgicale comme difficile. Pour cette raison, le traitement « tout » laparoscopique des lithiases cholédociennes n'est bien souvent pas réalisé et on fait appel à des associations thérapeutiques combinant la sphinctérotomie endoscopique pré ou post-opératoire à la chirurgie laparoscopique. Il faut admettre que la variable « chirurgien » dans le traitement laparoscopique de la LVBP est une variable très importante [236].

c) Les situations graves :

- ❖ l'angiocholite aiguë sévère : dans l'étude de Lai [236] comparant la chirurgie traditionnelle au drainage naso-biliaire dans l'angiocholite aiguë sévère, il a été clairement démontré que le drainage naso-biliaire était plus pourvoyeur de morbi-mortalité que la chirurgie.

- ❖ la pancréatite aiguë sévère : au moins deux études contrôlées ont évalué l'intérêt de la sphinctérotomie endoscopique en urgence par rapport à l'absence de traitement spécifique dans la pancréatite aiguë sévère. Il semblerait que la sphinctérotomie endoscopique dans les premières 72 heures soit utile pour améliorer l'évolution de la maladie et particulièrement si à la pancréatite aiguë s'associe une angiocholite [95, 97].

d) Les situations particulières :

Enfin, il existe en matière de lithiases multiples de la VBP 3 situations particulières où la décision thérapeutique est difficile quelque soit l'environnement chirurgical ou endoscopique et où on ne peut s'appuyer sur les données de la littérature :
- La LVBP dans un cholédoque non dilaté difficile et dangereux à ouvrir pour le chirurgien et difficile et dangereux à sphinctérotomiser pour l'endoscopiste.
- Le malade déjà sphinctérotomisé où la logique pousse à proposer la chirurgie de manière à réaliser une cholécystectomie.
- Le malade déjà cholécystectomisé sans drain biliaire en place où la logique pousse à proposer la sphinctérotomie endoscopique [236].

EN RÉSUMÉ, la chirurgie biliaire tend à se transformer et on assiste actuellement à une véritable rupture avec le passé surtout depuis l'avènement de la chirurgie coelioscopique et des traitements non chirurgicaux.

De même, la meilleure appréciation des facteurs de risque chirurgicaux et de la vacuité cholédocienne, a modifié l'attitude thérapeutique vis-à-vis des lithiases cholédociennes qui ne sont plus l'exclusivité du chirurgien [61].

Cependant, notre attitude a été majoritairement chirurgicale pour l'empierrement cholédocien de primo-découverte et endoscopique uniquement pour les lithiases résiduelles et ceci s'explique par les résultats probants obtenus par cette conduite thérapeutique.

VII- RÉSULTATS :

1) SUITES OPÉRATOIRES IMMÉDIATES :

Une analyse de 6 études contrôlées et randomisées [116] n'a pas montré de différence statistiquement significative en terme de morbidité entre la sphinctérotomie endoscopique associée à la cholécystectomie et la chirurgie complète.

La chirurgie, fréquemment réalisable, a pour principal avantage de réaliser en un temps un traitement complet idéal de la maladie lithiasique avec cholécystectomie.

Faite dans de bonnes conditions, la chirurgie est un moyen de traitement sûr de la pathologie lithiasique avec une mortalité se situant souvent au-dessous de 5% et est même quasi nulle dans la série de Moreaux [172] dont les seuls décès sont à mettre sur le compte de la sphinctérotomie endoscopique.

La morbidité reste, cependant, relativement élevée et le risque de lithiases résiduelles évalué à 2 - 3% même avec l'utilisation des cholédoscopies per opératoires [147].

Une étude comparative des résultats de la chirurgie traditionnelle dans les différentes études référence concernant l'empierrement cholédocien est exposée dans le tableau suivant (Tableau : XXXIII).

Tableau XXXIII: *Résultats de la chirurgie traditionnelle dans les différentes études références comparativement à notre travail*

Série	Nombre	Décès	Morbidité	Lithiases résiduelles
Champault [55]	1000	6.7	10.4	3.2
Le Neel et al. [147]	35	5	12	3
Chevrel [62]	337	5	8	3.7
Néoptolémos [181]	248	4	8.5	5
Pelissier [192]	102	2	16	2
Chebbi [61]	74	3	25.6	4
Notre série	107	2.8	26.2	1.9

La mortalité hospitalière est également influencée lors de cette chirurgie traditionnelle par le mode de terminaison (Tableau : XXXIV) ; en effet, elle était plus élevée dans la série de Meyer et al. [167] en cas d'anastomose bilio-digestive (11 %) qu'en cas de drainage biliaire externe (6 %) alors que dans notre série aucune différence statistiquement significative entre ces deux modes n'a été rapportée si ce n'est une plus courte hospitalisation post opératoire en cas d'anastomose bilio-digestive.

Tableau XXXIV : *Les décès en fonction du mode de terminaison de l'acte opératoire*

Série	Nombre	Décès	Drainage biliaire externe	Anastomose bilio-digestive
Bouchallouf [35]	28	1	0	1
Zerzri [267]	36	4	1	2
Chebbi [61]	74	3	1	2
Notre série	107	3	0	3

La réduction progressive de la mortalité et de la morbidité post opératoire immédiate démontre la sécurité et la fiabilité du traitement chirurgical traditionnel de la LVBP, en général, et de celle de l'empierrement cholédocien, en particulier, exigences auxquelles doit répondre la chirurgie laparoscopique actuellement en plein essor.

2) SUITES OPÉRATOIRES À DISTANCE :

Le contrôle éloigné des malades traités par chirurgie traditionnelle a donné dans notre étude, comme dans la plupart des études rapportées dans la littérature concernant la LVBP tout venant [63, 79, 113, 117, 123, 169, 174, 175, 178, 189, 219], d'excellents résultats avec une fréquence de complications oscillant entre 11 et 16% et une mortalité oscillant entre 0 et 4%

probablement en rapport avec le haut degré de maturité et d'efficacité qu'a atteint la technique chirurgicale (Tableau : XXXV).

Tableau XXXV : Fréquence des complications et taux de mortalité après chirurgie ouverte pour LVBP comparativement à notre étude

Série	Nombre	Complications (%)	Lithiases résiduelles (%)	Mortalité (%)
Heberer [117]	75	/	4	0
Miller [169]	81	16	/	1
Dubois [79]	153	/	3	0
Hacker [113]	313	18.5	7	3.5
Pappas [189]	100	16	5	0
Moumen [175]	329	33	7.5	3
Clavien [63]	113	12	1	0
Herzog [123]	274	/	/	0.7
Morgenstern [174]	220	8	3	4
Nardi [178]	81	9	2	2.5
Schwab [219]	199	11	2.5	0.5
Notre série	107	9.3	1.9	0

L'empierrement cholédocien est une forme particulière de lithiase de la voie biliaire principale dont la définition est sujette à controverse.

Dans notre étude, nous avons choisi de nous conformer à la définition présentée au consensus de l'association tunisienne de chirurgie où un nombre de calculs strictement supérieur à 5 entassés dans le cholédoque était requis pour porter le diagnostic d'empierrement cholédocien.

Notre série a recensé 107 patients hospitalisés au service de chirurgie générale de Sfax pour empierrement cholédocien au cours de la période allant du 1er Janvier 1993 au 31 Décembre 2006, soit une période s'étalant sur 14 ans.

Durant cette période, l'empierrement cholédocien a représenté 26.61% de l'ensemble de la chirurgie lithiasique de la voie biliaire principale.

La population étudiée était essentiellement féminine (73.83%), âgée en moyenne de 70.84 ± 11.37 ans et majoritairement classée ASA I (62.61% de la population). Le sexe féminin était le facteur de risque prédominant; 37.38% de sujets de plus de 75 ans et presque autant de diabétiques, soit 34.66%, étaient retrouvés parmi nos patients.

Les malades se sont présentés en moyenne 53.93 j après le début de la symptomatologie et plus de 63% avaient un tableau clinique fruste; la triade typique de Villard faite de douleur, fièvre et ictère n'a été retrouvée que dans 31.77% des cas.

Sur le plan biologique, 54.02% des patients ont présenté une hyperbilirubinémie à prédominance conjuguée et 67.3% ont présenté une élévation des phosphatases alcalines. Une cytolyse se manifestant par une élévation des ALAT a été constatée dans 59.77% des cas et par une élévation des ASAT dans 56.81% des cas.

Sur le plan diagnostique, la radiographie de l'abdomen sans préparation n'a été contributive en montrant des opacités se projetant sur l'arbre biliaire que dans 3.1% des cas.

L'échographie abdominale a représenté l'examen pratiqué de première intention chez tous nos patients et a permis, dans 61.7% des cas, d'évaluer le calibre du cholédoque estimé à une valeur moyenne de 16.92 ± 14.61 mm et de donner une approximation du nombre de calculs qui y siègent dans 34.6% des cas.

Le scanner abdominal n'a, quant à lui, été réalisé que dans 11.2% des cas objectivant la pathologie calculeuse dans 4.6% des cas et recherchant une complication ou une pathologie associée telle une tuméfaction pancréatique dans un cas ou une abcédation pancréatique dans un autre cas ; une surinfection de l'empierrement cholédocien, une tumeur de la vésicule biliaire ou une masse expansive de la fosse iliaque droite dans d'autres cas.

La bili-IRM a été pratiquée, chez un patient pour infirmer la présence de dilatation kystique de la VBP ; alors que la cholangio-pancréatographie rétrograde endoscopique a été préconisée dans un but diagnostique et thérapeutique dans 5.6% des cas.

Le diagnostic d'empierrement cholédocien simple ou compliqué n'a été évoqué en préopératoire, dans notre étude, que chez 20.56% de la population étudiée bien que le diagnostic de lithiase de la voie biliaire principale ait été porté chez 59.81% des patients.

Sur le plan thérapeutique, l'intervention a été menée par voie sous costale droite dans 96.3% des cas, par voie médiane sus ombilicale dans 2.8% des cas et par voie laparoscopique dans 0.9% des cas. La cholangiographie per opératoire a été réalisée chez 67.3% de la population étudiée et a montré dans 53.3% des lacunes intra-cholédociennes.

La vérification cholédoscopique n'a été effectuée que dans 43.9% des cas confirmant la vacuité dans 32.7% des cas.

Une anastomose cholédoco-duodénale de sécurité a été pratiquée dans 53.3% des cas.

Les résultats post-opératoires immédiats ont été marqués par une mortalité de l'ordre de 2.8% essentiellement liée aux tares associées. Le décès est, de ce fait, survenu :

- Par une détresse respiratoire aiguë décompensant une insuffisance respiratoire avancée dans un cas,
- Par un syndrome de détresse respiratoire aiguë occasionné par un œdème aigu du poumon d'étiologie lésionnelle dans un second cas,
- Et par un accident vasculaire cérébral hémorragique dans un troisième cas.

La morbidité était de l'ordre de 26.2% se manifestant :

- Par une décompensation d'une pathologie sous jacente ou
- Par une symptomatologie en rapport avec l'étiologie biliaire et le geste opératoire entrepris.

La durée moyenne du séjour de nos opérés était de 13.29 ± 6.53 j avec des extrêmes allant de 2 à 38 j.

Le recueil des données à partir des différentes consultations transcrites dans les dossiers médicaux a permis de conclure au fait que 54.8% des patients sont restés asymptomatiques à distance.

Quatorze patients (soit 13.5%) ont présenté des complications, dont 12 en rapport avec l'étiologie biliaire et 2 en rapport avec une pathologie associée.

L'étude analytique effectuée dans notre série a démontré que les paramètres épidémiologiques, cliniques, biologiques, morphologiques et per opératoires ne se sont pas révélés prédictifs de l'évolutivité post opératoire dans ses aspects simples ou compliqués.

Le traitement chirurgical associé au drainage biliaire interne par anastomose cholédoco-duodénale a été pratiqué dans 58.87% des cas versus 41.1% pour le traitement chirurgical avec drainage biliaire externe. Il est à l'origine d'une hospitalisation post-opératoire significativement plus courte sur le plan statistique mais n'en demeure pas moins sans valeur prédictive des complications post-opératoires précoces.

À la lumière de nos résultats, venant largement corroborer ceux d'ores et déjà avancés dans la littérature, l'empierrement cholédocien apparaît comme une entité dont l'occurrence est largement influencée par l'âge avancé, les hormones sexuelles féminines, la dyslipidémie, le diabète et un régime alimentaire hypercalorique riche en acides gras polyinsaturés favorisant l'obésité. Celle-ci s'est révélée au travers des différentes études comme l'un des facteurs de risque les plus constants de la maladie lithiasique d'autant plus que les calculs sont de nature cholestérolique.

Peu spécifique et polymorphe, la symptomatologie révélant l'empierrement cholédocien fait errer le diagnostic et impose le recours à des explorations :

- Biologiques : qui, bien que peu ou pas contributives au diagnostic, sont importantes pour l'appréciation de l'état général du patient d'autant plus qu'il est candidat à la chirurgie.

- Morphologiques : qui, malgré qu'aucune stratégie diagnostique ne fait consensus dans les différentes études références, se pratiquent selon une démarche codifiée préconisant un échelonnement débutant par :

- L'échographie abdominale qui reste une méthode simple, facilement accessible et hautement sensible justifiant sa mise en œuvre en première intention,

- Se poursuivant par la tomodensitométrie abdominale particulièrement utile chez les patients peu échogènes ou lorsque la voie biliaire principale et le bas cholédoque sont totalement inaccessibles à l'échographie.

La tomodensitométrie abdominale représente, de ce fait, une excellente alternative, permettant de surseoir à toute autre exploration lorsqu'un calcul est décelé.

- Le recours à la cholangiographie par IRM et l'écho-endoscopie, qui sont les techniques les plus performantes pour le diagnostic de calculs surtout multiples de la voie biliaire principale, représente la perspective d'avenir venue enrichir l'arsenal diagnostique ; cependant, sa mise en œuvre dans notre contexte tunisien reste exceptionnel.

Conclusion

Du fait du nombre important de calculs en cas d'empierrement cholédocien, la hantise du calcul oublié a conditionné, dans la littérature, la conduite thérapeutique adoptée bien que l'avènement de nouvelles méthodes d'exploration des voies biliaires, telles que la cholédoscopie, l'échographie et la cholangiographie per opératoire, et surtout l'apparition d'une nouvelle conception pluridisciplinaire du traitement de la lithiase biliaire a permis de simplifier le traitement de l'empierrement cholédocien. Cette conception a fait perdre à l'empierrement cholédocien sa particularité pour rejoindre celui de n'importe quelle LVBP où la chirurgie coelioscopique tend à prendre le pas sur la chirurgie traditionnelle pour devenir le *gold standard*.

Le faible taux de mortalité et de morbidité post opératoire immédiate et à distance démontre la sécurité et la fiabilité du traitement chirurgical traditionnel de l'empierrement cholédocien, exigences auxquelles doit répondre la chirurgie laparoscopique actuellement en plein essor.

Le choix entre les différentes options thérapeutiques dépend surtout des caractéristiques de chaque patient et des possibilités locales de traitement.

L'empierrement cholédocien est, donc, une forme potentiellement grave de lithiase de la voie biliaire principale mais dont les nouveaux moyens d'exploration et de traitement ont tendance à assimiler aux lithiases simples de la voie biliaire principale tant au point de vue diagnostique que thérapeutique.

[1] Ayari H, Caroli J. La récidive lithiasique cholédocienne et les empierrements calculeux du cholédoque. Arch. Méd. App. Dig, 1955, 44 :788-95.
[2] Acalovsci M. Cholesterol gallstones: from epidemiology to prevention. Postgard Med J, 2001; 77: 221-229.
[3] Ait Taleb K, Mohsine R, Charif Chefchaouni M, Oulbacha S, Ifrine L, Belkouchi A, El Aloui M, Maaouni A. Les dilatations kystiques du cholédoque (À propos de 7 cas). Médecine du Maghreb 2001 n°88.
[4] Alame A., Solovei G., Samarco B., Favriel J.M., Fauchart J.P., Petit J., Glavier F. Obstruction duodénale lithiasique ou syndrome de Bouveret. A propos de deux observations. J. Chir., 1991, 128, 34-38.
[5] Amouyal P, Amouyal G, Levy P, Tuzet S, Palazzo L, Vilgrain V, et al. Diagnosis of choledocholithiasis by endoscopic ultrasonography. Gastroenterology 1994; 106:1062-7.
[6] Amouyal P, Palazzo L, Amouyal G, Ponsot P, Mompoint D, Vilgrain V, et al. Endosonography: promising method for diagnosis of extrahepatic cholestasis. Lancet 1989; 2:1195-8.
[7] Anciaux M.L, Pelletier G, Attali P, Meduri B, Liguory C, Étienne J.P. Prspective study of clinical and biochimical features of symtomatic choledocolithiasis. Dg Dis Sci, 1986, 31:449-453.
[8] Assouline Y, Liguory C, Ink O, Fritsch J, Choury A.D, Lefebvre J.F, et al. Résultats de la sphinctérotomie endoscopique pour lithiase de la voie biliaire principale. Gastroenterol Clin Biol 1993; 17:251-8.
[9] Attili A.F, Capocaccia R, Carulli N, Festi D, Roda E, Barbara L, et al. Factors associated with gallstone disease in the Micol experience. Multicenter Italian Study on epidemiology of cholelithiasis. Hepatology 1987 ; 26 : 809-18.
[10] Aubé C. Faut-il faire confiance à la cholangiopancréato-IRM dans la pathologie lithiasique de la voie biliaire principale? Gastroenterol Clin Biol 2004; 28:117-8.
[11] Barish M., Kent T., Yucel E., Ferruci J. Magnetic Resonance Cholangiopancreatography. N. Engl. J. Med., 1999, 22, 341, 258-264.
[12] Barish M.A., Soto J.A. MR Cholangiopancreatography: techniques and clinical applications. AJR, 1997, 169, 1295-1303.
[13] Barrat F, Moreaux J. Traitement chirurgical traditionnel de la lithiase de la voie biliaire principale. Traité de Techniques chirurgicales - Appareil digestif : 40-930 (1992).
[14] Barraud D, Gibot S. Sepsis et choc septique. Revue Francophone des Laboratoires, février2007, N° 389. Elsevier Masson SAS.
[15] Bartoli E, Capron J.P. Épidémiologie et histoire naturelle de la lithiase biliaire. Rev Prat, 2000 ; 50 : 2112-2116.
[16] Baudet A, Couzinet G. Two cases of anicteric lithiasic megacholedochus. Archives des maladies de l'appareil digestif et des maladies de la nutrition 1956 Apr.
[17] Beauchant M. La lithiase biliaire : une pathogénie multifactorielle, réduction de la vidange vésiculaire. Gastroentérologie Clinique et Biologique Vol 26, N° 11 - novembre 2002.pp. 1033-1037.
[18] Bellows C.F, Berger D.H. Management of gallstone. 2005. http://www.aafp.org/afp/20050815/637.html.
[19] Ben Slama S, Bellil S, Chelly I, Mekni A, Bellil K, Haouet S, Kchir N, Ben Safta Z, Zitouna M. Maladie de Caroli et lésions associées : à propos de 10 cas.
[20] Berci G. La cholédoscopie per opératoire à propos de 120 cas. Med. J. Aust, 1961; 11:960-62.
[21] Berrebi W. Hépatologie, gastro-entérologie.P :193. Parution : 7/10/2003.
[22] Berthou J.C, Potiron L, Maurin A, Estour E. Traitement de la lithiase de la VBP par cholédocotomie-Technique. Le journal de Coelio-chirurgie. N° 71. Septembre 2009.
[23] Bertomeu A, Ros E, Zambon D et al. Apolipoprotein E polymorphism and gallstones. Gastroenterology 1996. 111 :1764-1767.
[24] Beyrouti M.I, Ben Amar M, Beyrouti R, Tafech I, Abdelmoula K, Feki I et al. Les cholécystites gangréneuses lithiasiques, à propos de 100 cas. Tunis Chir. 2005 ; 14, 2 : 87-94.
[25] Beyrouti M.I, Frikha M.F, Beyrouti R, Ben Amar M, Gharbi W, Affes N, Tafech I, Boujelbene S, Ghorbel A, Boudawara T. La dilatation kystique congénitale du cholédoque. A propos de 12 cas. Tunisie Chirurgicale. 2005 ; 14(3) :138-45.
[26] Beyrouti M.I, Louhichi S, Beyrouti R, Ben Amar M, Gargouri F, Frikha F, Bouaziz M, Karoui A, Boudawara T, Tahri N, Sellami A. Les tumeurs de la région vatérienne : indications, résultats et pronostic (A propos de 49 cas). Tunisie Médicale .2006 ; 84 (4) :242-7.
[27] Beyrouti M.I, Gargouri F, Beyrouti R, Amar M.B, Feki I, Frikha F, Abid M, Affes N, Ben Ameur H, Ghorbel A, Chelly H, Karoui A. Les péritonites biliaires d'origine lithiasique. (A propos de 39 cas). Tunisie chirurgicale, ISSN 0330-5961 ; 2005, n°4, pp. 197-205.
[28] Bienvenu J, Fabien N, Magaud J.P. Mémobio.fr.
[29] Bilbao M.K, Dotter T, Lee T.G, Katon R.M. Complications of endoscopie retrograde cholangiopancreatography. Gastroenterology, 1976 ; 70 : 314-20.
[30] Bismuth H, Castaing D, Kunstinger F. L'échographie per opératoire en chirurgie hépato-biliaire. Presse. Med, 1984 ; 13 : 1819-22.
[31] Blase M, Champeault G, Scavizzi M. Antibiothérapie de première intention dans les infections hépato-

I

biliaires. Médecine et maladies infectieuses. 1988, vol. 18, n°5, pp. 269-272.
[32]Bokobza B, Leblanc I, Michot F, Bounier P, Tenier P. Les explorations peropératoires au cours de la chirurgie de la lithiase biliaire : endoscopie et échographie. Revue française de gastroentérologie, 1988 ; 24 : 729-31.
[33]Borie F, Millat B. La cholangiographie per opératoire par voie laparoscopique. Comment et pourquoi la faire ? Journal de Chirurgie.Vol 140, N° 2, avril 2003. pp. 90-93.
[34]Borie F, Millat B. Traitement coelioscopique de la lithiase de la voie biliaire principale. Annales de chirurgie 128 (2003) 722–727.
[35]Bouchallouf A. Lithiase de la voie biliaire principale, étude analytique de 170 cas. Thèse de la faculté de médecine de Tunis, 1989.
[36]Bouchet A, Cuilleret J. Anatomie topographique, descriptive et fonctionnelle 2ème édition. Le foie et les voies biliaires. P : 1945-1976.
[37]Bouchet Y, Passagia J.G, Lopez J.F. Anatomie des voies biliaires extra- hépatiques.EMC,techniques chirurgicales, appareil digestif, 1990 ; 40900-10 : 16p.
[38]Bouillot J.L, Fernandez F. J, Dehni N, Salah S, Al Hajj G, Badawy A, Alexandre J.H. Cholangiographie per-opératoire systématique au cours des cholécystectomies par cœlioscopie. Gastroentérologie clinique et biologique. 1995, vol. 19, n°3, pp. 287-290.
[39]Boytchev I, Pelletier G, Prat F, Choury A.D, Frisch J, Buffet C. Complications à long terme de la cholangiographie rétrograde pour lithiase de la voie biliaire principale avec vésicule en place chez les malades de plus de 65 ans. Gastroenterol Clin Biol 2000; 24: 995-1000.
[40]Bradley E.L. A clinically-based classification system for acute pancreatitis: summary of the Atlanta symposium. Arch Surg 1993; 128:586—90.
[41]Breda Y, Heng Tay Kry, Faucompret S, Louis C, Deligny M. Intérêt de la dérivation bilio-digestive dans la pathologie biliaire extrême-orientale : étude rétrospective sur 5 ans à l'hôpital Calmette de Phnom Penh (Royaume du Cambodge). Médecine tropicale.2000.60.4. P : 381, 382, 383, 384.
[42]Bronstein J.A, Caumes J.L, Richecœur M, Lipovac A.S. Conduite à tenir devant une cholestase. EMC, 2005 ; 7-007-B-15.
[43]Brunetti J.C. Cholelithiasis. 2005. http://www.emedicine.com/radio/topic163.htm.
[44]Buffet C, Pelletier G. Hépatologie. Masson, Paris, 1994, pp. 267-83.
[45]Burtin et al.: Diagnosis strategies for extrahepatic cholestasis of indefinite origin: endoscopic ultrasonography or retrograde cholangiography ? Results of a prospective study. Endoscopy 1997; 29: 349-355.
[46]Buscail L, Escourrou J. Sphinctérotomie endoscopique pour lithiase de la voie biliaire principale avec vésicule en place. Gastroentérologie Clinique et Biologique. Vol 24, N° 11, décembre 2000. p. 993.
[47]Cairns S.R, Dias L, Cotton P.B, Salmon P.R, Russel R.C. Additional endoscopic procedures instead of urgent surgery for retained common bile duct stones. Gut, 1989, 30, 535-540.
[48]Caroli J, Soupault R, Kossakowksi J, Plocker L, Pardowska J. La dilatation polykystique congénitale des voies biliaires intrahépatiques. Essai de classification. Sem Hop Paris 1958; 34:488-95.
[49]Caroli-Bosc F.X, Deveau C, Harris A, Delabre B, Peten E.P, Hastier P, et al. Prevalence of cholelithiasis. Results of an epidemiologic investigation in Vidauban, southeast France. Dig Dis Sci 1999; 44: 1322-9.
[50]Caroli-Bosc F.X, Ferrero J.M, Grimaldi C, Dumas R, Arpurt J.P, Delmont J. Fistules cholécysto-coliques : du symptôme au diagnostic. Gastroenterol.Clin. Biol, 1990, 14, 767-770.
[51]Castaing D, Azoulay D, Smail A, Bismuth H. Traitement percutané de la lithiase de la voie biliaire principale. Chirurgie 1999 ; 124 : 543-50.
[52]Castaing D, Smail A. Anatomie du foie et des voies biliaires. EMC, Hépatologie, 1999 ; 7-001-A-10 : 12p.
[53]Chabrol E. Hépatologie du médecin praticien. Maladie du foie et des voies biliaires. P. Masson, 1957, 572p.
[54]Chambon J.P, Ribet M. Les anastomoses bilio-digestives dans le traitement de la lithiase des voies biliaires. Med. Chir. Dig, 1985, 14 : 639-642.
[55]Champault G, Adolff M, Alexandre J.H et al. La lithiase de la voie biliaire principale. Réflexions à propos de 1000 observations. J. Chir (Paris) 1983 ; 120 : 655-61.
[56]Champeau M. La chirurgie de la lithiase cholédocienne sans drainage avec sphinctéroplastie totale.Mem.Ac. Chir, 1989 ; 10 :241-43.
[57]Champetrier J, Letoublon C, Arvieux C, Gerard P, Labrosse P.A. Les variations de division des voies biliaires extra-hépatiques : signification et origine, conséquences chirurgicales. J. Chir. 1989 ; 126 : 147-154.
[58]Chanfault G. La lithiase de la voie biliaire principale à l'heure de la chirurgie par laparoscopie. Quelle stratégie ? Ann Chir 1993 ; 47 : 592-7.
[59]Chapman B.A, Chapman T.M, Frampton C.M, Chisholm R.J, Allan R.B, Wilson I.R, et al. Gallbladder volume: comparison of diabetics and controls. Dig Dis Sci 1998; 43: 344-8.
[60]Chazouillères O. Biologie des maladies cholestatiques chroniques de l'adulte. Revue Francophone des Laboratoires, juillet-août 2007, N° 394.
[61]Chebbi F. Empierrement de la voie biliaire principale : Problèmes diagnostiques et thérapeutiques à propos

de 74 cas. Thèse med. Tunis. 1993.
[62]Chevrel J.P, Peyard P, Vacher B, Dilin C. Le traitement chirurgical de la lithiase de la voie biliaire principale. Évolution des idées à propos de la comparaison de 2 séries rétrospectives consécutives regroupant 337 interventions. Chirurgie 1987 ; 113 : 476-81.
[63]Clavien P.A, Sanabria J.R, Mentha G , et al. Recent results of elective open cholecystomy in a North American and a European Center. Ann Surg. 1992; 216:618-626.
[64]Clerc-Renaud P. 5'nucléotidase. EMC, 2003. Biologie clinique ; 90-10-0675.
[65]Cohelo J.C.U, Bonilha S, Pitaki S.A.M, Cordeiro R.M.V, Salvalaggio P.R.O, Bonin E.A, et al. Prevalence of gallstones in a brazilian population. Int Surg 1999; 84: 25-8.
[66]Colin R, Vayre P. Lithiase intra hépatique et ses migrations. Rapport présenté au 81ème congrès français de chirurgie. Monographie de l'association française de chirurgie. Masson: Paris (1979). P : 30-31-32.
[67]Colrrcchia A, Sandri L, Staniscia T, Vestito A, Capodiscasa S, Portincasa P and al. Gallbladder motility and functional gastointesinal disorders.Digestive and liver disease, 2003; 35: S30-S35.
[68]Cox J.L, Loring R.H, Pass H.T, Osterhaut S, Shingleton W.W. Thr relationship between biliary tract infection and postoperative complications. Surg. Gyn. Obst, 1978, 146, 233.
[69]Cuinaud C. - Le foie. Etudes anatomiques et chirurgicales. - Masson et Cie, éd., Paris, 1957, pp. 119-135.
[70]Cuschieri A, Lezoche E, Morino M, Croce E, Lacy A, Toouli J et al. E.A.E.S multicenter prospective randomized trial comparing two-stage versus single-stage mamagement of patients with gallstone disease and ductal calculi. Surg Endos. 1999 ; 13 (10) : 952-7.
[71]Cuschieri A. Cholecystitis. In: Surgery of the Liver and Biliary Tract. Edited by Blumgart LH. London : Saunders, 2000:665-74.
[72]Da Silveira E.B, Barkun A.N. EUS-first versus ERC-first for patients with intermediate probability of bile duct stones: is one strategy superior to the other? Endoscopy. 2007; 39:357-8.
[73]Davion T, Capron J.P. Épidémiologie et facteurs de risque de la lithiase biliaire. La lithiase biliaire, 1991 : 1-15.
[74]De Santis A, Attili A.F, Corradini S.G, Scafato E, Cantagalli A, De Luca C, et al. Gallstones and diabetes: a case-control study in a free-living population sample. Hepatology 1997 ; 25 : 787-90.
[75]Desaint B. Lithiase biliaire. Acta vol: 21, n°2. Sup. Smier. 1991.
[76]Donovan J.M. Physical and metabolic factors in gallstone pathogenesis. Gasteroenterol Clin North Am 1999; 28:75–97.
[77]Dowling R.H, Mcintyre N. Lithiase vésiculaire. Hépatologie clinique, 2002 : 1621-1648.
[78]Drouillard J, Laurent F. Imagerie des pancréatites aiguës. Département d'information médicale du CHRU de Pontachaillou, 1994 : 19p.
[79]Dubois F, lcard P, Berthelot G, Munoz A. Approche chirurgicale simplifiée de la lithiase cholédocienne réduisant la complexité et la gravité de cette chirugie. Etude d'une série de 153 cas. Ann Chir. 1990; 44: 19-23.
[80]Edelmann G, De Mestier P.H, Branche D, Martin P, Dujon A. La place du drainage biliaire externe dans la chirurgie des lithiases de la voie principale. Chirurgie, 1983, 109 ; 274-279.
[81]El Madani A, Badawy A, Henry C, Nicolet J,Vons C, Smadja C and Franco D. Cholécystectomie laparoscopique dans les cholécystites aiguës. Chirurgie 1999 ; 124 : 171-6.
[82]Elferink R.P., Ottenhoff R., Van Marie J., Frijters C.M,, Smith A.J., Groan A.K,, Class III P-glycoproteins mediate the formation of lipoprotein X in the mouse. J. Clin. Invest. 102 (1998) 1749-1757.
[83]Encyclopédie médicale. Complications de la lithiase biliaire. http://www.medixdz.com.
[84]England R.E, Martin D.F. Endoscopic management of Mirris syndrom. Gut 1997; 40: 272-276.
[85]Équipe médicale médinfos. La cirrhose biliaire secondaire. Hépatologie-gastrologie-entérologie. Hépatopathie et cirrhose non alcoolique. http://www.medinfos.com.
[86]Erlinger S. Comment se forme un calcul de cholestérol ? Gastroenterol Clin Biol 1994; 18:984-7.
[87]Erlinger S. La lithiase biliaire. Gastroenterol Clin Biol, 2002 ; 26 : 1018-1025.
[88]Erlinger S. Physiopathologie, épidémiologie et histoire naturelle de la lithiase biliaire. EMC, foie-pancréas, 1986 ; 7-047-A-10-9 : 10 p.
[89]Ernst O. Sémiologie radiologique de la lithiase biliaire. radiodiglille.ifrance.com.
[90]Escourrou J, Cordova JA, Lazorthes F, Frexinos J, Ribet A. Early and late complications after endoscopic sphincterotomy for biliary lithiasis with and without the gallbladder 'in situ'. Gut 1984; 25:598-602.
[91]Escourrou J. La sphinctérotomie endoscopique a-t-elle une place importante dans le traitement de la lithiase biliaire ? Gastroenterol Clin Biol 1983; 7:113-6.
[92]Escourrou J. Place du cathétérisme endoscopique dans le diagnostic et le traitement des ictères. Encycl. Med. Chir (Paris, France) Foie-Pancréas, 7055A10 ; 10-1984, 8 p.
[93]Escourrou J, Frexinos J. La dyskinésie biliaire existe-t-elle ? Arguments de la manométrie perduodénoscopique. Presse Med 1988 ; 17 : 1612-1614.
[94]Faïk M, Halhal A, Oudanane M, Housni K, Ahalat M, Baroudi S, M'Jahe A, Tounsi A. Dilatation kystique du cholédoque (À propos de 8 cas). Médecine du Maghreb 1999 n°75.

[95]Fan S.T, Lai E.C.S, Mok F.P.T, Lo C.M, Zheng S.S, Wong J. Early teatment of acute biliary pancreatits by endoscopic papillotomy. N Eng J Med 1993; 328: 228-32.
[96]Félix P. Anastomose cholédocoduodénale pour lithiase de la VBP: à propos de 73 cas. Thèse université de France, faculté de médecine de Tours, 1991, 108.
[97]Fölsch U.R, Nitsche R, Ludtke R, hilgers R.A, Creutzfeldt W and the german study group on acute biliary pancreatits. Early ERCP and papillotomy compared with conservative treatment for acute biliary pancreatits. N Eng J Med 1997; 336: 237-42.
[98]Fourati M, Ben Younès M.A. L'empierrement cholédocien. Réunion de la société Tunisienne de Gastroentérologie. Nefta le 13.11.83.
[99]Fourtanier G, Lacroix A, Escat J. L'intérêt de la cholédoscopie au cours de l'exploration de la voie biliaire principale pour lithiase. Ann. Chir, 32, 2, 122-125 (1978).
[100]Gainant A, Antari S, Mathonnet M. Traitement chirurgical de la lithiase biliaire et de ses complications. EMC, Hépatologie, 1995 ; 7-047-G-10.
[101]Gainant A, Bouvier S, Mathonnet M. Traitement chirurgical de la lithiase biliaire et de ses complications. EMC ; Hépatologie, 2003 ; 7-047-G-10 : 11p.
[102]Gallix B.P, Aufort S, Pierredon M.A, Garibaldi F et Bruel J.M. Une angiocholite : comment la reconnaître ? Quelles conduites à tenir ? J Radiol 2006; 87:430-40.
[103]Garcia-Valdecasas J.C, Almenara R, Cabrer C, de Lacy A.M, Sust M, Taura P , et al. Subcostal incision versus midline laparotomy in gallstone surgery : a prospective and randomized trial. Br J Surg 1988; 75: 473-475.
[104]Gargouri D, Snoussi I, Belhadj N, Ouekaa A, Elloumi H, Kochlef A, Kilani A, Romani M, Kharrat J, Ghorbel A. Evaluation des résultats du traitement endoscopique dans la prise en charge de l'empierrement et des gros calculs cholédociens. Communication scientifique aux journées francophones. Société nationale française de gastro-entérologie 2007.
[105]Gay-Depassier P, Menu Y, Sibert A. Pathologies non tumorales des voies biliaires. EMC-Appareil digestif, 1993 ; 33-500-A-30 : 22 p.
[106]Gigot J.F. Chirurgie des voies biliaires. P : 38. Masson. Parution : 13/10/2005.
[107]Gilroy R. Biliary colic, 2005. http://www.emedicine.com/med/topic224.htm.
[108]Grati L, Louzi M, F. Noomene, R. Ghrissi, N. Stambouli, K. Mhamdi, M. Gahbiche. Les péritonites biliaires primitives. Annales de chirurgie 131 (2006) 96–99.
[109]Grepco. The epidemiology of gallstone disease in Rome, Italy. Part II. Factors associated with the disease. Hepatology 1987; 8: 907-13.
[110]Griffin W. T. Choledoscopy. Am. J. Surg, 132, 697-698 (1976).
[111]Gunn A.A. Antimicrobial prophylaxis in biliary surgery. World. J. Surg, 1982, 6, 301-305.
[112]Gupta R, Agarwal DK, Choudhuri GD et Coll. Biliary ascariasis complicating endoscopic sphincterotomy for choledocolithiasis in India. J. Gastroenterol, Hepatol. 1998; 13: 1072-1073.
[113]Hacker K.A, Schultz C.C, Helling T.S. Choledochotomy for calculous disease in the elderly. Am J Surg. 1990; 160:610-613.
[114]Hahm J.S, Park J.Y, Park K.G, Ahn Y.H, Lee M.H, Park K.N. Gallblader motility in diabetes mellitus using real time ultrasonography. Am J Gastroenterol 1996; 91: 2391-4.
[115]Hammarström L.E, Holmin T, Stridbeck H, Ihse I. Long term folow-up of a prospective randomized study of endoscopic versus surgical treatment of bile duct calculi in patients with gallbladder in situ. Br J Surg 1995; 82: 1516-21.
[116]Hay J.M. Lithiase de la voie biliaire principale symptomatique : traitement endoscopique ou chirurgical ? J Chir1998; 135:4-9.
[117]Heberer G, Paumgartner G, Sauerbruch T. et al. A retrospective analysis of 3 years' experience of an interdisciplinary approach to analysis of 3 years' experience of an interdisciplinary approach to gallstone disease including shock-waves. Ann Surg. l988; 208: 274-278.
[118]Hepp J. La chirurgie de la lithiase cholédocienne sans drainage avec sphinctéroplastie totale. Mem. Acad. Chir, 1959 ; 85 : 241-43.
[119]Hepp J. Méthode d'exploration de sphincter d'Oddi. Ann. Chir, 1966 ; 5 :327-30.
[120]Hepp J. Oddites imaginaires et sphinctérotomies abusives. Ann Chir 1966 ; 20 : 343.
[121]Heresbach D, Bretagne J.F, Gosselin M, Pagenault M, Heresbach N, Mallédant Y. Pancréatite aigue: diagnostic, prognostic et traitement. EMC, Hépatologie, 2001 ; 7-104-A-30 : 17p.
[122]Heresbach D, Gosselin M, Pagenault M, Heresbach N, Mallédant Y. Pancréatite aiguë : diagnostic, pronostic et traitement. EMC, 2001 ; Hépatologie; 7-104-A-30.
[123]Herzog U, Messmer P, Sutter M, Tondei U.P. Surgical treatment for cholelithiasis. Surgery. 1992; 175:238-242.
[124]Hess W, Rohner A, Cirener A, Akovbiantz R. Maladies des voies biliaires et du pancréas. Pathologie, diagnostic, traitement. P:158,159.

[125] Ian C.R.T. The management of bile duct stones. Indian Journal of Gastroenterolgy, 2004; 23: 102-106.
[126] Ingoldby C.J, El-Saadi J, Hall R.I, Denyer M.E. Late results of endoscopic sphincterotomy for bile duct stones in elderly patients with gall bladders in situ. Gut 1989; 30:1129-31.
[127] Ishikawa et al. Can three dimensional helical CT cholangiography before laparoscopic cholecystectomy be a substituate study for endoscopic retrograde cholangiography? Surg Laparosc Endosc Percutan Tech 2000, 10: 351-356.
[128] Izard G, Lazorthes F. L'endoscopie biliaire dans la lithiase. Ann. Méd. Reims, 12, 17-20.
[129] Jimenez Cuenca et al. Helical CT without contrast in choledocolithiasis diagnosis. Eur Radiol 2001; 11: 197-201.
[130] Jüngst C, Gerd A. Kullak-Ublick.La cholélithiase – une maladie du foie? Forum Med Suisse 2007; 7:668–673.
[131] Kalinsky E, Prat F, Boyer J, Pelletier G, Choury A.D, Person B and all. La sphinctérotomie endoscopique pour lithiase de la voie biliaire principale. Gastroenterol Clin Biol, 1999; 23: 187-194.
[132] Karel J, Erpecum V. Complications of common bile duct stones: acute cholangitis and pancreatis. Best Practice and Research clinical Gastroenterology, 2006; 20: 1139-1152.
[133] Karsenti D, Charachon A, Cabanis P, Courillon-Mallet A, Cohen-Aknine F, Molinier N, Goharin A, Ferraz J.M, Lepicard P. Sphinctéroclasie par macrodilatation du sphincter d'Oddi dans la prise en charge des empierrements cholédociens. Gastroenterol Clin Biol, 2009, 33. P : 104.
[134] Keighley M.R.B, Lister D.M, Jacobs S.I, Giles G.R. Hazards of surgical treatment due to microorganisms in the bile. Surg, 1974, 75, 478-583.
[135] Ko C.W, Lee S.P. Biliary sludge and cholecystis. Best Practice and Research Clinical gastroenterology, 2003; 17: 383-396.
[136] Ko C.W, Lee S.P. Epidemiology and naturel history of common bile duct stone and prediction of disease. Gastrointest Endosc, 2002; 56: 165-169.
[137] Ko C.W, Lee S.P. Gallstone formation.Gasteroenterol Clin North Am 1999; 28:99–115.
[138] Koffi E,Yenon K, Ehua S, Coulibaly A, Kouassi J.C, Kanga M. La lithiase de la voie biliaire principale en milieu ivoirien. Médecine d'Afrique Noire : 1999, 46.
[139] Kondo S, Isayama H, Akahane M, Toda N, Sasahira N, Nakai Y, et al. Detection of common bile duct stones: comparison between endoscopic ultrasonography, magnetic resonance cholangiography, and helical-computed-tomographic cholangiography. Eur J Radiol 2005; 54:271-5.
[140] Kort B, Manai M.H, Kehila M, Aleya M. Les explorations biologiques. Les angiocholites aigûes lithiasiques. Rapport présenté au XVIème congrès de l'association tunisienne de chirurgie. Tunis 9, 10, 11 mars 1995.
[141] Kratzer W, Haenle M.M, Mason R.A, Von Tirpitz C, Kaechele V. Prevalence of cholelithiasis in patients with chronic inflamatory bowel disease. World J Gastroenterol, 2005; 11: 6170-6175.
[142] Lamy V, Le Moine O, Vicq P. Le traitement de la lithiase biliaire. Acta Endoscopica. Volume 29. N° 4. 1999.
[143] Landolsi H, Najjar F, Mazhoud J, Nahali F, Ben Salah K. Le drainage biliaire externe. Les angiocholites aigûes lithiasiques. Rapport présenté au XVIème congrès de l'association tunisienne de chirurgie. Tunis 9, 10, 11 mars 1995.
[144] Lapidus A, Akerlund J.E, Einarsson C. Gallbladder bile composition in patients with Crohn's disease. World J Gastroenterol, 2006; 12: 70-74.
[145] Lassary B, Hassan M. Les voies biliaires : l'échotomographie. Feuillets de radiologie, 1981 ; 21 : 379-87.
[146] Laurent V. Diagnostic de la lithiase de la voie biliaire principale. Résumé de communication. Association française pour l'étude du foie.2003.
[147] Le Neel J.C, Guiberteau B, Kohen M, Borde L, Sartre J.Y, Bourseau J.C. L'empierrement du cholédoque, une forme grave de lithiase biliaire. Quel traitement choisir ? Chirurgie, 1992, 118, p. 372-376.
[148] Legrand G, Izard G, Cave C, Lazorthes F. La cholédoscopie per opératoire dans la chirurgie de la lithiase de la voie biliaire principale à propos de 200 cas. Lyon chirurgical. Tome 74. N°5 (1978).
[149] Les voies biliaires. lyon-sud.univ-lyon1.fr/.../com.univ.collaboratif.utils.
[150] Lesur G, de Cervens T, Metges J.P, Renier J.F, Gompel H, Dupuy P, Dorra M. Endoscopie et syndrome de Bouveret : à propos d'un cas. Acta Endoscopica. Volume 22 - N° 3 – 1992,377-378.
[151] Letard J.C, Sautereau D, Canard J.M. Cholangiopancréatographie rétrograde endoscopique et sphinctérotomie bilio-pancréatique. Recommandations de la société française d'endoscopie digestive. Janvier 2003.
[152] Letoublon C. Pancréatite aigue. Corpus Médical. Faculté de Médecine de Grenoble. Mars 2005.
[153] Leung J.W, Lui Y.L, Lau G.C.T, Chan R.C.Y, Lai A.C.W, Ling T.K.W and al. Bacteriologic analysis of bile and brown pigment stones in patients with acute cholangitis. Gastointest Endosc, 2001; 54: 340-345.
[154] Leung J.W.C, Chung S.S.C. Electrohydraulic lithotripsy with peroral choledochoscopy. Br. Med. J., 1989, 299, 595-98.

[155] Leuschner U, Güldütuna S, Hellstern A. Pathogenesis of pigment stones and medical treatment. J Gastroenterol Hepatol 1994; 9:87-98.
[156] Levy P, Boruchowicz A, Hastier P, Pariente A, Thevenot T, Frossard J.L, et al. Diagnostic criteria in predicting a biliary origin of acute pancreatitis in the era of endoscopic ultrasound: multicentre prospective evaluation of 213 patients. Pancreatology 2005; 5:450-6.
[157] Liguory C, Foissy P, Medine B, Buffet C. Résultats de la sphinctérotomie endoscopique pour lithiase de la voie biliaire principale. Gastroenterol. Clin. Biol, 1985 ; 9 : 51-5.
[158] Liguory C, Giulio E, Canard J.M. Échecs et complications du traitement endoscopique de la lithiase de la voie biliaire principale. Gastroenterol. Clin. Biol, 1985 ; 9 : 51-5.
[159] Lipsett P.A, Pitt H.A. Choledochal cyst disease. A changing pattern of presentation. Ann. surg 1994 Nov. 220 (5) ; 644-52 ; 1994. United states.
[160] Longland C.J. Choledoscopy in choledocolithiasis. Brit. J. Surg, 60, 626-629 (1973).
[161] Lortat-Jacob J.L, Richard G, Giuli R. A propos de la lithiase résiduelle du cholédoque. Ann. Chir, 1968 ; 22 : 1497-1500.
[162] Madden J. Common bile duct stones, their original surgical management. Am. J. Surg, 1973; 53: 1095.
[163] Malka D, Rosa-Hézode I. Comment faire le diagnostic positif et étiologique de pancréatite aiguë ? Gastroenterol Clin Biol 2001; 25:1S153-68.
[164] Masclee A.A.M, Vu M.K. Gallbladder motility in inflammatory bowel diseases. Digestive and liver disease, 2003; 35: 35-38.
[165] Mazlout C, Ben hamida A, Touinsi H, Sassi S, Zouari B. Angiocholites aigue lithiasique, étude analytique. Rapport du XVIème congrès de l'association tunisienne de chirurgie 1995.
[166] Meduri B, Aubert A, Chiche R, Fritsch J. Cholécystectomie laparoscopique et lithiase de la voie biliaire principale : étude prospective sur l'intérêt de l'écho-endoscopie et de la cholangiographierétrograde endoscopique préopératoires. Gastroentérologie Clinique et BiologiqueVol 22, N° 10, novembre 1998. p. 759.
[167] Meyer C, Thiry C. L, Firtion O, Rohr S, De Manzini N. Résultats de la chirurgie traditionnelle dans le traitement de la lithiase de la voie biliaire principale : A propos de 670 cas. 1997, vol. 93, n°1, pp. 3-9.
[168] Millat B, Rodier J.C. Traitement laparoscopique de la lithiase de la voie biliaire principale. 1998; 135:279-283.
[169] Miller B.M, Kozarek R.A. Ryan JA, et al. Surgical versus endoscopic management of common bile duct stones. Ann Surg. 1988; 207:135-141.
[170] Milleret P, Combe J, Dreyfus A. Les péritonites biliaires. À propos d'une série de 28 observations. Chirurgie 1981; 107:669–74.
[171] Moreaux J. Traditional Surgical Management of Common Bile Duct Stones: A prospective study during a 20-year experience. The American Journal of Surgery, Volume 169, Issue 2, Pages 220-226.
[172] Moreaux J. Traitement chirurgical de la lithiase de la voie biliaire principale. Ses résultats et son évolution sur une série de 707 cas. Chirurgie 1990 ; 116 : 262-7.
[173] Moreaux J. Traitement chirurgical et non chirurgical de la lithiase biliaire : évolution et orientations. Traité de Techniques chirurgicales - Appareil digestif : 40-915 (1997).
[174] Morgenstern L, Wong L, Berci G. Twelve hundred open cholecystectomies before the laparoscopic era. A standard for comparison. Arch Surg. 1992; I27:400-403.
[175] Moumen M, El Alaoui M.E, Mehhane M, et al. Lithiase de la voie biliaire principale. A propos de 329 observations. Lyon Chir. 1991; 87:280-282.
[176] Muscari F, Delebecq T, Foppa B, Suc B. Prise en charge de la lithiase de la voie biliaire principale. J Chir 2006,143, N°3. Masson, Paris, 2006.
[177] Napoleon B, Dumortier J, Keriven-Souquet O, et al. Do normal findings at biliary endoscopic ultrasonography obviate the need for endoscopic retrograde cholangiography in patients with suspicion of common bile duct stone? A prospective follow-up study of 238 patients. Endoscopy 2003; 35: 411-5.
[178] Nardi F, Gavelli A, Harb J, et al. Lithiase de la voie biliaire principale. Le traitement chirurgical reste licite chez le sujet âgé. Lyon Chir. 1992:88:381-384.
[179] Naveau S, Balian A, Perlemuter G, Gerolami R, Vons C. Hépato-gastro-entérologie. P: 60. Édition 2003.
[180] Neitlich et al. Detection of choledocholithiasis : comparison of unenhanced helical CT and endoscopic retrograde cholangioapancreatography. Radiology 1997; 203: 753-757.
[181] Neoptolemos J.P, Carr-Locke D.L, Fossard D.P. Prospective randomized study of preoperative endoscopic sphincterotomy versus surgery alone for common bile duct stones. Br J Med 1987; 294: 470-4.
[182] Neoptolemos J.P, Hofman A.F, Mossa A. Clinical treatment of stenosis in the biliary tree. Br. J. Surg, 1986; 73: 515-24.
[183] Neoptolemos JP, Davidson BR, Shaw DE, Lloyd D, Carr-Locke DL, Fossard DP. Study of common bile duct exploration and endoscopic sphincterotomy in a consecutive series of 438 patients. Br J Surg 1987; 74:916-21.
[184] Neoptolomos J.P, Hall C, Murray W.R, O'Connor J, Can-Locke D.L. How good is methyl-tertbuthyl-ether

for common bile duct stone dissolution. Gut, 1989, 30, A736.
[185] O'Toole D, Palazzo L. Choledocholithiasis: a practical approach from the endosonographer. Endoscopy 2006; 38 Suppl 1:S23-9.
[186] Ottinger L.W, Warshaw A.L, Bartlett M.K. Intraoperative endoscopic evaluation of the bile ducts. Amer. J. Surg, 127, 465-468 (1974).
[187] Palazzo L. Lithiase de la voie biliaire principale: échoendoscopie. Gastroenterol Clin Biol, 1998, 22 : B7-B16.
[188] Palmer K.R, Hofman A.F. Intraductal mono-octanoin for direct dissolution of bile duct stones : experience in 343 patients. Gut, 1986, 27, 196-202.
[189] Pappas T.N, Slimante T.B, Brooks D.C. 100consecutive common duct explorations without mortality. Ann Surg. 1990; 211:260-262.
[190] Paumgartner G, Sauerbruch T. Gallstones: pathogenesis.Lancet. 1991; 338:1117–21.
[191] Payen J.L, Robic M.A. Conduite à tenir devant une élévation des gamma-glutamyl-transférases. EMC, 2003.Hépatologie, 7-007-B-24.
[192] Pelissier E, Bachour A, Girard J.F, Hirsch J.P. Résultats du traitement chirurgical de la lithiase de la voie biliaire principale chez le sujet âgé. Gastroenterol Clin Biol 1987 ; 11 : 232-6.
[193] Pereira-Lima J.C, Jakobs R, Winter U.H, Benz C, Martin W.R, Adamek H.E, et al. Long-term results (7 to 10 years) of endoscopic papillotomy for choledocholithiasis. Multivariate analysis of prognostic factors for the recurrence of biliary symptoms. Gastrointest Endosc 1998; 48:457-64.
[194] Pitt H.A, MacFadden D.N, Gadacz T.R. Agents for gallstone dissolution. Am. J. Surg., 1989, 158, 262-274.
[195] Polkowski et al. Helical Computed Tomographic cholangiography versus endosonography for suspected bile duct stones: a prospective blinded study in non-jaundiced patients. Gut 1999; 45: 744-749.
[196] Ponchon T, Martin X, Barkun A, Mestas J.L, Chavaillon A, Boustière C. Extracorporeal lithotripsy of bile duct stone using ultrasonography for stone localization. Gastroenterology, 1990, 98, 726-732.
[197] Ponchon T. Traitement endoscopique de la lithiase choledocienne. Acta Endoscopica. 2000; 30(S2):307-316.
[198] Prat et al. Prospective controlled study of endoscopic ultrasonography and endoscopic retrograde cholangiography in patients with suspected common bile duct lithiasis.Lancet 1996; 347: 75-79.
[199] Prat F, Amouyal G, Amouyal P, et al. Prospective controlled study of endoscopic ultrasonography and endoscopic retrograde cholangiography in patients with suspected common-bile duct lithiasis. Lancet 1996 ; 347 : 75-9.
[200] Prat F, De Baere T, Pelletier G. Traitement instrumental non chirurgical des pathologies biliaires intra et extra-hépatiques. EMC, 2003 ; 7-055-A-10.
[201] Prat F, Pelletier G. Diagnostic de la lithiase biliaire et ses complications. EMC, Hépatologie, 1998 ; 7-047-B-10 : 8p.
[202] Puente S.G, Bannura G.C. Radiological anatomy of the biliary tract : variations and congenital abnormalities. World J. Surg. 1983; 7: 271-276.
[203] Pujol B. Place respective de l'IRM et de l'échoendoscopie dans la prise en charge des maladies bilio-pancréatiques. 2009, vol. 33, n° 4 (132 p.) [Document : 8 p.], pp. 272-279.
[204] Rautureau J, Coste T. Pathologie non lithiasique et non tumorale des voies biliaires. Encycl. Med. Chir. (Paris) Foie-Pancréas, 7045. A10 et B106-1980.
[205] Régent D, Laurent V, Meyer-Bisch L, Barbary-Lefèvre C, Corby-Ciprian S, Mathias S. La douleur biliaire : comment la reconnaître ? Comment l'explorer ? Journal de Radiologie Vol 87, N° 4-C2 - avril 2006. pp. 413-429.
[206] Reinhold C., Bret P.M. Current status of MR cholangiopancreatography. AJR, 1996, 166, 1285-1295.
[207] Reiss R, Elisashiri A, Reutsch A.A. Septic complications and bile cultures in 800 consecutive cholecystectomies. World. J. Surg, 1982, 6, 195-199.
[208] Richelme H, Bourgeon A, Ceccanti J.P, Ferrari C.H. Anastomose bilio-duodénale latéro-latérale ou termino-latérale dans la chirurgie de la lithiase biliaire. Chirurgie, 1983, 109, 152-159.
[209] Rieman J.F, Demling L. Lithotripsy of bile duct stones. Endoscopy, 1983, 15, 191-196.
[210] Safer L, Bdioui F, Braham A, Ben Salem K, Soltani MS, Bchir A, et al. Épidémiologie de la lithiase biliaire dans le centre de la Tunisie. Gastroenterol Clin Biol 2000 ; 24 : 883-7.
[211] Samama G. La cholangiographie peropératoire au cours des cholecystectomies laparoscopiques. Journal de Chirurgie Viscérale. Vol 141, N° 3. Mai 2004. pp : 174-178.
[212] Sanjay S. Imaging of the hepatobiliary tract. N Engl J Med, 1997, 336: 1889-1894.
[213] Sannouchi M. Lithiase de la voie biliaire principale à propos de 125 cas. Thèse de la faculté de médecine de Monastir, 1998.
[214] Sarin S.K, Negi V.S, Dewan R et al. High familial prevalence of gallstones in the first degree relatives of gallstones patients. Hepatology 1995. 22:138-141.

[215] Sautereau D. Traitement endoscopique de la lithiase de la voie biliaire principale : résultats et indications. Acta Endoscopica. Volume 29. N° 5. 1999. p : 543-548.
[216] Schein C.J. Biliary endoscopy : an appraisal of its value in biliary lithiasis. Surgery, 65, 1004-1006 (1969).
[217] Schein C.J. Influence of choledoscopy on the choice of surgical procedure. Am. J. Surg, 1975; 130:74-7.
[218] Schneider M.U, Matek W, Bauer R, Domshke W. Mechanical lithotripsy of bile duct stones in 209 patients- Effect of technical advances. Endoscopy, 1988, 20, 248-253.
[219] Schwab G, Pointner R, Wetscher G, et al. Treatment of calculi of the common bile duct. Surg Gynecol Obstet. 1992; 175:115-120.
[220] Sénèque J, Châtelain CL. Lithiases diffuses de la voie biliaire principale. Mem. Acad. Chir, 1960 ; 11 : 310-12.
[221] Sève P, Broussolle C. Sémiologie pancréatique. Cours faculté de Médecine Lyon-Sud. Décembre 2007.
[222] Shaffer E.A. Epidemiology of gallbladder stone disease. Best practice and research clinical gastroenterology, 2006; 20: 981-996.
[223] Shaw S.J, Hajnal F, Lebovitz Y, Ralls P, Bauer M, Valenzuela J, Zeidler A. Gallblader dysfonction in diabetes mellitus. Dig Dis Sci 1993; 38: 490-6.
[224] Shemech E, Czerniack A, Bar El J, Schumeabau S, Bat.L. Choledocolithiasis: a comparaison between the clinical presentation of multiple and solitary stones in the common bile duct. Am. J. Gastroenterol, 1989; 9:1055-59.
[225] Shojamanesh H. Cholangitis. Digestive diseases Branch, 2006; 4: 10p.
[226] Shore J.M, Berci G, Morgenstern L. The value of biliary endoscopy. Surg. Gynec. Obstet, 140, 601-604 (1975).
[227] Siegel J.H, Ben-Zvi J.S, Pullano W. Endoscopic electrohydraulic lithotripsy. Gastrointest. Endosc., 1990, 36, 134-138.
[228] Siegel J.H, Safrany L, Ben-Zvi J.S, Pullano W.E, Cooperman A, Stenzel M, et al. Duodenoscopic sphincterotomy in patients with gallbladders in situ: report of a series of 1272 patients. Am J Gastroenterol 1988; 83:1255-8.
[229] Soto J.A et al.: Choledocholithiasis: diagnosis with oral-contrast-enhanced CT cholangiography. AJR 1999; 172: 943-948.
[230] Soto J.A., Barish M.A., Yucel K.E., Siegenberg D.,Ferruci J.T., Chuttani R. Magnetic resonance cholangiography: comparison with endoscopic retrograde cholangiopancreatography.Gastroenterology, 1996, 110, 589-597.
[231] Stain S.C, Cohen H, Tsuishoysha M, donovan A.J. Choledocholithiasis: endoscopic sphincterotmy or common bile duct exploration. Ann Surg 1991; 213: 627-34.
[232] Stiegmann G.V, Goff J.S, Mansour A, Pearlmann N, Reveille R.M, Norton L. Precholecystectomy endoscopic cholangiography and stone removal is not superior to cholecystectomy, cholangiography and common bile duct exploration. Am J Surg 1992; 163: 227-230.
[233] Stiehl A. Bile acid sulphates in cholestasis. Europ. J. Invest. 4 (1974), 45; Z.Gastroent. 12 (1974); 121.
[234] Strandvik.B. Bile acid metabolism in cholestasis of infancy. Opux. Med. Suppl. 29.
[235] Suc B, Escat J, Cherqui D, Fourtanier G, Hay JM, Fingerhut A, et al. Surgery vs endoscopy as primary treatment in symptomatic patients with suspected common bile duct stones: a multicenter randomized trial. French Associations for Surgical Research. Arch Surg 1998; 133:702-8.
[236] Suc B. Traitement de la lithiase de la voie biliaire principale en 2003. Documents faculté de Toulouse 2003.
[237] Sugiyama et al. Acute biliary pancreatitis: the roles of endoscopic ultrasonography and endoscopic retrograde cholangiopancreatography . Surgeru 1998; 124: 14-21.
[238] Taieb M. La pancréatite aigue. Étude rétrospective sur l'ensemble des pancréatites aiguës admises dans les services de chirurgie de la région centre (Alger, Blida, Tizi Ouzou).santétropicale.2004-2005.
[239] Tanaka M, Takahata S, Konomi H, Matsunaga H, Yokohata K, Takeda T, et al. Long-term consequence of endoscopic sphincterotomy for bile duct stones. Gastrointest Endosc 1998; 48:465-9.
[240] Targarona E.M, Perez Ayuso R.M, Bordas J.M, Ros E, Pros I, Martinez J et al. Randomized trial of endoscopic sphincterotomy with gallbladder in situ versus open surgery for common bile duct calculi in high risk patients. Lancet 1996; 347: 926-9.
[241] Tazuma S. Epidemiology, pathogenesis and classification of biliary stones (common bile duct and intrahepatic). Best practice and research clinical gastroenterology, 2006; 20:1075-1083.
[242] Tenière P, Bridoux J, Testart J, Jouanneau P. Résultats lointains des anastomoses cholédoco-duodénales dans la lithiase biliaire. J. Chir (Paris), 1982, 119, n°3 : 211-215.
[243] Testas P, Bléry M, Berthou JC et coll. La lithiase de la voie biliaire principale. Vingt-cinq questions et leurs réponses à l'usage du chirurgien praticien. Ann Chir 1996; 50: 502-6.
[244] Testas P, Bléry M, Berthou JC, Drouard F, Escat J, Gayral F et al. La lithiase de la voie biliaire principale: vingt cinq questions et leurs réponse à l'usage du chirurgien praticien. Ann Chir, 1996 ; 50 : 502-506.

[245] Testut L. Anatomie humaine. 2ème edition.
[246] Tounsi N. Contribution à l'étude des angiocholites aigues lithiasiques. Thèse de la faculté de médecine de Sfax. 1994.
[247] Tranter S.E, Thompson M.H. Comparison of endoscopic sphincterotomy and laparoscopic exploration of the common bile duct. Br J Surg 2002; 89: 1495-504.
[248] Trias M, Targarona EM, Ros E, Bordas JM, Perez-Ayuso RM, Balague C, et al. Prospective evaluation of a minimally invasive approach for treatment of bile-duct calculi in the high-risk patient. Surg Endosc 1997; 11:632-5.
[249] Université Médicale Virtuelle Francophone - Support de Cours. 2008-2009.
[250] Université Médicale Virtuelle Francophone. Lithiase biliaire et ses complications. Date de création du document 2008-2009.
[251] Valette P.J, Fouque P, Genin G. Pathologie des voies biliaires. Département d'Information Médicale du CHRU de Pontchaillou 2-Dec-94.
[252] Vayre P, Jost J.L. La radiodébimétrie peropératoire : incidences sur la chirurgie des voies biliaires extra-hépatiques pour 1600 opérés depuis plus de 5 ans. J. Chir, 1981 ; 11 : 625-35.
[253] Vayre P. Traitement de la lithiase de la voie biliaire principale. J. Chir, 1989 ; 126 : 28-33.
[254] Venkatish Rao P.S, Tandon R.K, Kapur B.M.L. Bilio-biliary fistula. Amer.J.Gastroent; 83 (1988), 652.
[255] Vignaux O, Charleux F, Legmann P. Apport de la bili-IRM dans le diagnostic de la lithiase cholédocienne. Acta Endoscopica. Volume 30 - Supplément 2 - N° 3 – 2000.p : 299-300.
[256] Vons C. Cholécystectomie sous coelioscopie. J Chir 1998; 135:121-123.
[257] Waage A, Stromberg C, Leijonmarck C.E, Arvidsson D. Long term results from laparoscopic common duct exploration. Surg Endosc 2003; 17: 1181-5.
[258] Walter H, Pasquiou A. À propos de l'empierrement du cholédoque. Arch. Mal. App. Dig, 1963 ; 3 : 270-272.
[259] Wang D.Q, Zhang L, Wang H.H. High cholesterol absorption efficiency and rapid biliary secretion of chylomicron remnant cholesterol enhance cholelithogenesis in gallstonesusceptible mice. Biochim Biophys Acta. 2005; 1733:90–9.
[260] Warshaw A.L, Bartlett M.K. Technique of finding and removing stones from intrahepatic bile ducts. Amer. J. Surg, 127, 353-354 (1974).
[261] Whiting M.I, Watts J. Clinical composition of common bile duct stones. Br. J. Surg, 1986; 73: 229-32.
[262] Wojtun S, Gil J, Gietka W, Gil M. Endoscopic sphincterotomy for choledocholithiasis: a prospective single-center study on the short-term and long-term treatment results in 483 patients. Endoscopy 1997; 29:258-65.
[263] Wurbs D. Calculs disease of bile ducts. Endoscopy, 1980; 12: 219-23.
[264] Yenon K, Benchellal Z, Huten N. Résultats du traitement laparoscopique de la lithiase du cholédoque: Notre expérience à propos de 62 cas. Rev. Int. Sc. Méd. Vol. 8, n°1, 2006, pp. 18-22.
[265] Yi S.Y. Recurrence of biliary symptoms after endoscopic sphincterotomy for choledocholithiasis in patients with gall bladder stones. J Gastroenterol Hepatol 2000; 15:661-4.
[266] Zarski J.P. La lithiase biliaire. Corpus Médical – Faculté de Médecine de Grenoble.
[267] Zerzri N. Contribution à l'étude de la voie biliaire principale, à propos de 213 cas (Bilan de 7 années de chirurgie de la lithiase de la voie biliaire principale à l'hôpital Habib Thameur. Tunis). Thèse. Med. Tunis 1981, 866.

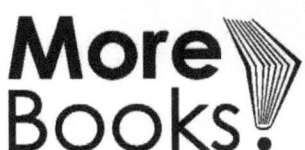
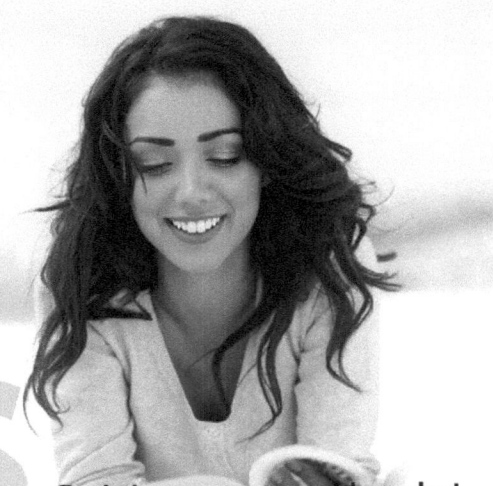

yes
Oui, je veux morebooks!

I want morebooks!

Buy your books fast and straightforward online - at one of the world's fastest growing online book stores! Environmentally sound due to Print-on-Demand technologies.

Buy your books online at
www.get-morebooks.com

Achetez vos livres en ligne, vite et bien, sur l'une des librairies en ligne les plus performantes au monde!
En protégeant nos ressources et notre environnement grâce à l'impression à la demande.

La librairie en ligne pour acheter plus vite
www.morebooks.fr

SIA OmniScriptum Publishing
Brivibas gatve 1 97
LV-103 9 Riga, Latvia
Telefax: +371 68620455

info@omniscriptum.com
www.omniscriptum.com

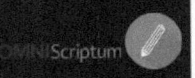

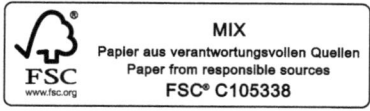

Printed by Books on Demand GmbH, Norderstedt / Germany